Und dann ist alles anders

Erfahrungen aus dem Pflegealltag

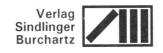

Verlag
Sindlinger
Burchartz

Herausgeber: Schreibwerkstatt am Bürgertreff Nürtingen

Gedruckt mit Unterstützung von Gemeinsinn e.V.
Titelbild Alfons Luz
Bilder Kapitelanfang: Mario Wezel
Alle Rechte vorbehalten
© Verlag Sindlinger-Burchartz, Frickenhausen
ISBN: 978-3-928812-42-9
Satz: Herbert Schölch-Heimgärtner

Inhalt

Vorwort	7
Dialoge und Schweigen	**11**
. . . ihre kleine, ausgetrocknete Hand	13
Lieber Benjamin … Liebe Mutter …	19
Das ist meine Kiste	34
Der Pflegefall Johann Christian Friedrich Hölderlin	37
Grenzen und Wege	**61**
Das Leben umbauen	63
Lied des Lebens	71
Es war alles selbstverständlich	73
Gewissheit haben?	77
Nähe und Distanz	**83**
Die Freiheit, ja oder nein zu sagen	85
Hilfe auf Türkisch	92
Berührungen mit der Welt	96
Sonnige Zeiten im Pflegeheim	107
Gepflegte Nachbarschaft	108

Authentische Nahaufnahmen

„Ich habe einen Pflegefall in meiner Familie." Ein solcher Satz wirkt beklemmend, denn er lässt ahnen, welch schwierige Realität dahinter steht. Er beunruhigt, weil er die Unsicherheit und Nichtkalkulierbarkeit von Leben ausdrückt. Und er macht Angst, weil jeder, der ihn hört, sofort weiß, dass es irgendwann auch einen selbst treffen kann: als Pflegefall – oder als Angehöriger, der mit der Situation eines kranken oder hilflosen Menschen konfrontiert wird.
Pflege ist mehr denn je in aller Munde. Über Pflegeversicherung, Pflegesätze oder auch Pflegenotstand wird in der Gesellschaft häufig gesprochen. Nicht selten in politischen Diskussionsrunden. Seltener, viel seltener wird der ganz konkrete Alltag jener Frauen und Männer thematisiert, die einen nahestehenden Menschen pflegen. Weil sie sich ganz bewusst entschieden haben, ihn nicht in ein Heim zu geben, sondern ihn zu Hause zu betreuen. Oder aber weil es etwa aus finanziellen Gründen keine Alternative gibt.
Motivationen und Gründe, die hinter einer familiären Pflege stehen, mögen unterschiedlich sein. Identisch aber ist meist die Erfahrung, dass sie als ungewohnte, harte Realität hereinbricht – und zu einem Leben zwischen Extremen führt.
Blick zurück: 1993 gab es im Bürgertreff Nürtingen, einem kommunalen Zentrum für Zivilgesellschaft, bereits eine Erzählaktion mit dem vielsagenden Titel „Gepflegte Geschichten". Pflegende Angehörige waren damals aufgerufen, ihre ganz persönlichen Geschichten zu erzählen und sie in einer Schreibwerkstatt aufzuschreiben. Frauen und Männer, überwiegend der älteren Generation angehörend, und ihre ganz persönlichen Pflegegeschichten ließen nicht lange auf sich warten.
Das war neu: dass der bis dahin im verborgenen wirkenden Gruppe von pflegenden Angehörigen eine Stimme verliehen wurde. Ziel war, ein heikles Thema ans gesellschaftliche

Tageslicht zu befördern und durch die Veröffentlichung für Anerkennung und Wertschätzung für das aufopferungsvolle Engagement in häuslichen Pflegezimmern zu sorgen. Das Konzept ging auf. Das Buch war bald vergriffen, die öffentlichen Lesungen gut besucht und der Generationenpreis des Landes Baden-Württemberg ließ nicht lange auf sich warten.

1993 war die Zeit, da die erste Welle an Schreckensvisionen zum Thema Überalterung der Gesellschaft über das Land hinwegschwappte, so wie sie Reimer Gronemeyer in seinem Buch „Das Ende des Wolfsrudels" formulierte.

Es war aber auch eine hoffnungsvolle Zeit: Im Stuttgarter Sozialministerium zum Beispiel wurde eine Geschäftsstelle für Seniorengenossenschaften, später für Bürgerengagement eingerichtet. Auch das war neu: Politik nahm sich des demographischen Wandels ernsthaft an!

Und heute, 2007, wird das Thema Überalterung und Pflege mehr denn je leidenschaftlich diskutiert. Es entstanden in den vergangenen Jahren, so auch in Nürtingen, ganz neue Projekte im Bereich der Pflege und der Angehörigen.

Zum Beispiel PateNT: Unter Einbeziehung von engagierten Bürgern soll alten und allein lebenden Menschen der Verbleib in den eigenen vier Wänden ermöglicht werden. Oder aber das bundesweite Pflegebegleiterprogramm, bei dem ausgebildete Frauen und Männer pflegende Angehörige unterstützen.

All das finden wir spannend und entschließen uns, die Erzählaktion aus dem Jahr 1993 unter neuen Vorzeichen wieder ins Leben zu rufen. 14 Jahre und viele Initiativen später interessiert uns, was haben all die Arbeit, all die Projekte in diesem Bereich bewirkt. Pflegt die heutige Generation anders als die überwiegend hochbetagten Frauen von damals? Und wie hat sich die Gesellschaft gewandelt bei diesem Thema?

So schreiben wir abermals aus – mit Titel und Begriffen von seinerzeit – und erleben, dass in unserer Stadt die Menschen gelernt haben, mit einer neuen Kultur des Sozialen umzugehen. In Nürtingen weiß man, was eine Erzählaktion

Vorwort

ist, weiß, was Zeitzeugen sind, und wenn solche gesucht werden, dann melden sie sich auch.

Frauen und Männer aus Nürtingen und Umgebung schildern ihre Erfahrungen aus dem Pflegealltag. In der „Schreib- und Erzählwerkstatt" haben sie sich ein Jahr lang regelmäßig getroffen und ausgetauscht. Einige haben sich da erst kennengelernt. Und ihre Gemeinsamkeiten. Sie alle kennen diese Situation, dass plötzlich nichts mehr ist, wie es war – und alles ganz anders geworden ist. Manche pflegen ihre Angehörigen seit vielen Jahren, einige haben sie gepflegt, bis sie starben.

Sie vertreten die „Generation Pflege" – mit all ihren Gegensätzen: aufopferungsvoll kümmern sie sich um ihre pflegebedürftigen Partner, Kinder, Verwandte oder Freunde, fassen dies als Selbstverständlichkeit auf oder erfahren es als riesige Herausforderung, sie erleben große emotionale Nähe und mitunter doch auch bedrückende Distanz, sie stoßen an eigene Grenzen – und suchen nach Wegen, sie zu überwinden.

Die Gruppe ist anfänglich klein. Zwei ältere Damen, zwei Männer, drei Frauen im mittleren Alter. Die Gruppe ist anders als 1993.

Wir bedienen uns einer neuen Methode, sie nennt sich „Wertschätzende Erkundung" und führt uns in die Tiefen des persönlich Erfahrenen in extremen Situationen. Die Geschichten sind andere inzwischen! Aber auch klar – wenn Männer pflegen, Mütter die „gepflegte" Beziehung zum Sohn über E-Mail aufarbeiten oder lange, sehr lange Pflegezeiten von Paaren, die von jetzt auf nachher alles verändern. Es sind die intensiven Gespräche, Biographisches, aber auch Literarisches, was uns bewegt.

Schließlich hat unsere Stadt einen ganz prominenten Pflegefall hervorgebracht: Friedrich Hölderlin erlebte Kindheits- und Jugendjahre in Nürtingen, bevor er aufbrach und schließlich im Tübinger Turm von der Familie Zimmer gepflegt wurde.

Pflege hat viele Gesichter, das wissen wir!

Und noch etwas ist anders: wir sind nicht mehr alleine mit

dem Thema, denn sogar die Bundesfamilienministerin erwägt die Einrichtung von Pflegezeiten analog der Kindererziehungszeit. Die Firma Esculap in Tuttlingen ermöglicht ihren Mitarbeitern solch eine Pflegezeit.
Die aufgezeichneten Geschichten gehen unter die Haut. Sie wollen betroffen machen und sensibilisieren für das, was uns alle betrifft: die Pflege, die Begleitung uns nahestehender Menschen. Das sind Teile unserer Biographie, die sich auf unseren Seelen einbrennen.
Die Geschichten dieses Erzählbandes geben tiefe Einblicke in den Pflegealltag. Es sind ehrliche Bekenntnisse und authentische Nahaufnahmen. Oft erschütternd, doch mindestens genauso oft auch voller Optimismus. Und, ja, auch Lebensfreude. Die Geschichten wollen Mut machen, Mut machen dafür, dass zum Leben auch Pflege gehört – vielleicht nur ganz alltägliche Pflege und Rücksichtnahme auf die uns wichtigen Menschen. Wenn wir das in unseren Alltag holen, wird der ein wenig menschlicher – das tut uns allen gut.

Lia Hiller
Hannes Wezel

Dialoge und Schweigen

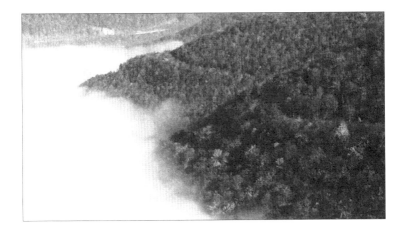

... ihre kleine, ausgetrocknete Hand

Am Montag, 25. April 2005, um 18.45 Uhr ist meine Frau in der Klinik Schillerhöhe in Gerlingen gestorben. Die „Ultima Ratio" der Ärzte, eine Druckbeatmung über einen Luftröhrenschnitt anzulegen, hat ihr Kreislauf nicht mehr mitgemacht. Bei ihrem Tod war sie 64 Jahre alt. Außer zwei Töchtern, zwei kleinen Enkelinnen und mir hinterließ sie einige bemerkenswerte Acrylbilder und Aquarelle.
Diese karteiblattnüchternen Sätze verbergen eine Leidensgeschichte, die sich über beinahe sieben Jahre hinzog und die unerbittlich zu ihrem körperlichen Verfall führte, ohne dass es je einen Lichtblick gegeben hätte. Ihre Krankheit, die als chronische Bronchitis begann, wird Lungenemphysem oder Blählunge genannt. In ihrem Verlauf stellten sich schwere Komplikationen ein: Osteoporose mit spontanen Rippenbrüchen, Hyperventilationen, Infekte, eine generalisierende Angststörung sowie eine bedrohlich an ihrer Lebenskraft zehrende Gewichtsabnahme auf wenig mehr als 30 Kilo. Aber anders als bei Demenzkranken blieben ihre kognitiven Fähigkeiten erhalten, und gemalt hat sie bis zu ihrem Tod.
Während ihrer letzten vier Jahre war sie Tag und Nacht auf die Zuführung von Sauerstoff angewiesen. Innerhalb der Wohnung begrenzte ein Versorgungsschlauch von wenigen Metern ihren Lebensraum. Aufenthalte außerhalb der Wohnung, die sie immer seltener und nur sehr ungern mit der Hilfe eines mobilen Sauerstoffdepots und im Rollstuhl verlassen konnte, waren auf höchstens drei Stunden begrenzt.

Gudrun Margareta Rhein, eine kleine, schlanke Frau mit dunklen Haaren und fröhlichen Augen, war Schritt für Schritt in die bedrückende Situation geraten, nicht mehr selbst über ihren Tagesablauf bestimmen zu können. An jedem Tag der Woche war sie auf meine Hilfe und Pflege angewiesen.

In den ersten Jahren ihrer Krankheit habe ich noch gearbeitet. Die unübersehbare Doppelbelastung, die sich daraus für mich ergab, begann meine Umgebung zu beeindrucken. Als ich dann zwei Jahre früher als geplant aus einer Reihe von Gründen in den Ruhestand ging, rückte ich vollends in den Mittelpunkt einer Legende: ich wurde der Mann, der einen gut bezahlten Job aufgegeben hatte, um rund um die Uhr bei seiner kranken Frau zu sein. Noch heute, wenn ich aufgefordert werde, meine Geschichte zu erzählen, bemerke ich, wie sich in den Köpfen meiner Gegenüber ein „Phantombild" zusammenfügt; ich denke, es ist angebracht, es gegen ein lebensnäheres auszutauschen. Dabei möchte ich versuchen, auf eigenes Risiko einige *Überlegungen einzuflechten*, die über meine persönlichen Erfahrungen hinausreichen.

Uneigennützigkeit ist eine Tugend. Aber ist sie immer und unter allen Umständen eine Tugend? Das „gemeine Wohl", schon von Thomas von Aquin gedacht und beschrieben, ist im „Dritten Reich" auf schlimmste Weise missbraucht worden. Aus der pathetisch beschworenen „Volksgemeinschaft" wurden ganze Bevölkerungsgruppen mörderisch ausgegrenzt; und die populäre Parole „Gemeinnutz geht vor Eigennutz" verbarg die Forderung an den Einzelnen, einen rassistisch eingezäunten Nutzwert erbringen zu müssen, wenn er dazugehören wollte. Es ist also nicht verwunderlich, wenn nach Kriegsende Eltern, die den plötzlich diskreditierten Leitbegriff verinnerlicht hatten, von ihren Töchtern und Söhnen alles andere erwarteten als Individualität.

Ich hatte damals immer Angst, die Maske mit dem Ausdruck unterwürfiger Bescheidenheit, die zu tragen mir dringend geraten wurde, könnte meine Neugierde auf die Welt ersticken. Andererseits war ich aber ohne diese Maske auch zutiefst unsicher. Ein Dilemma, aus dem mir die scheinheilige Sprachlosigkeit jener Jahre heraushalf. Wer sich noch erinnert, wird wissen, was ich meine: sauber, folgsam und ordentlich gekämmt, hatten wir nur zu antworten, wenn wir gefragt wurden, sollten wir Schmerz nicht zeigen und Unschickliches unter den Teppich kehren; aber um Gottes willen nichts von dem über die Lippen lassen, was uns im Innersten bewegte.

... ihre kleine, ausgetrocknete Hand

Die Lebenspraxis, die auf diesem Humus gedieh, gründete jedoch nicht nur auf einem konfliktscheuen Pragmatismus, sondern bedurfte als Verankerung für ein schwach entwickeltes Selbstwertgefühl noch des Nachhalls jener *missbrauchten Uneigennützigkeit*, sprich einer Pflicht, die ich mir selbst auferlegte: ich zeigte mich geradezu versessen darauf, Verantwortung zu übernehmen.
Keine andere Erklärung erscheint mir im Nachhinein einleuchtender, um verständlich zu machen, mit welcher Leichtigkeit ich die Pflege meiner Frau ausschließlich mir allein zuwies – ohne auch nur im Ansatz darüber nachzudenken, ob es für sie nicht besser gewesen wäre, wenn ich mir bei der täglichen Pflege hätte helfen lassen.
Ich wäre nicht überrascht, wenn eine fundierte Untersuchung zu dem Ergebnis käme, dass es Pflegeverhältnisse gibt, bei denen die Krankheit des einen die Schwäche des anderen verdeckt: durch dessen bedingungslose Bereitschaft, sein Schicksal anzunehmen.
Zu Spannungen in einem Pflegeverhältnis kann es immer kommen, auch dann, wenn man sich besonders nahe steht. Aber dass es sie alleine deshalb geben kann, weil man bereits ein ganzes Leben zusammen ist, erscheint auf den ersten Blick befremdlich. Und dennoch ist es so. Vorausgesetzt, ein Pflegebedürftiger leidet nicht an einer Demenzkrankheit, kann er sich von einem Betreuer/einer Betreuerin von „außen" immer noch trennen, wenn er nicht zufrieden ist. An einen Angehörigen bleibt er dauerhaft gebunden und teilt mit ihm alle Facetten des Lebens, was in Geld- und Erbangelegenheiten, aber auch bei Nebensächlichem zu erbitterten Auseinandersetzungen führen kann.
Und Spannungen ganz eigener Art sind geradezu unvermeidlich, wenn die Frau ihren Mann, der Mann seine Frau pflegt. Die beiden waren ja nicht immer schon miteinander verwandt. Im besten Fall beruht ihr gemeinsames Leben auf körperlicher Anziehung und gedanklicher Nähe.
Für meine Frau werden die unvermeidlichen und sich jede Woche wiederholenden Anlässe, bei denen ich den fortschreitenden Verfall ihres Körpers sah, Gefühle von Ohnmacht und Scham hervorgerufen haben. Und an mir selbst

Dialoge und Schweigen

bemerkte ich, wie ich zu erstarren begann, wie meine Äußerungen von Zuneigung auch deshalb verhärteten, weil es uns nicht mehr möglich war, miteinander zu schlafen. Ohne die „Sekundärtugend" der Sexualität, nämlich Konflikte und Spannungen auch ohne Worte auflösen und abbauen zu können, fiel es nicht immer leicht, die emotionale Verbindung zwischen uns allein mit Hilfe der Sprache und durch Gesten aufrechtzuerhalten.

Fast täglich lenkten wir uns mit Spielen, die meine Frau besonders gerne mochte – „Take it easy", „Die Siedler von Catan", „Mastermind" – von der nicht wegzuleugnenden Eintönigkeit des Pflegealltags ab. Dabei redeten wir über einfache Dinge: die Kinder, die Krankheit, den nächsten bedrohlichen Arzttermin.

Im Käfig der Routine blieb kleinlicher Streit nicht aus, und oft war die Zubereitung der Mahlzeiten der Grund dafür. Zwar stellte ich mich in der Küche nicht ungeschickt an, aber dennoch benötigte ich gelegentlich einen Rat, den zu erteilen meiner Frau zunehmend schwerer fiel. Ihre Fähigkeit, eine Sache deutlich zu machen, begann mehr und mehr unter dem schlechten Blutgasaustausch zu leiden. Mein „Nicht-mehr-Verstehen" und ihr „Nicht-mehr-Können" trafen unheilvoll aufeinander.

Gegen Gerüche und Geräusche entwickelte sie eine immer stärker werdende Abneigung, bis schließlich die Tür zur Küche beim Kochen geschlossen zu sein hatte. Das wurde zum Problem, wenn eine der Töchter auf Besuch kam. Befand ich mich mit ihr in der Küche, konnte meine Frau nicht mehr hören, was wir miteinander redeten. Argwöhnisch fragte sie dann, ob wir uns wieder heimlich über sie unterhielten?

Ein tiefes Misstrauen entwickelte sie zudem gegen die verordneten Medikamente. Anhand klinischer Fachbücher verfolgte sie mit äußerster Hartnäckigkeit deren Wirkung und Zusammensetzung. Sie konnte eigenwillig ein Medikament absetzen, von dem sie nicht überzeugt war.

Hinter diesen Reaktionen wird die existentielle Angst eines Kranken sichtbar. Wobei die emotionale Bindung zwischen Pfleger und

... ihre kleine, ausgetrocknete Hand

Pflegebedürftigem nicht zwangsläufig hilfreich sein muss. Gerade wenn sich die beiden schon lange kennen, kann der eine durch Veränderungen, die er im Umgang mit der Welt „vor der Haustür" erfährt, zu einem Fremden für den anderen werden, dessen ereignisloser Lebensraum auf wenige Quadratmeter zusammengeschmolzen ist. Überdies verliert der Kranke sein Menschenrecht auf „Privatheit". Nichts kann er vor dem anderen verbergen. Selbst in seine Gedanken vermag er sich nicht mehr ungestört zurückzuziehen, weil auch dafür Distanz nötig ist und – natürlich – weil sie sich bis in die verletzbaren Bereiche in ihrem Innern kennen. Kein Wunder also, wenn der Kranke gelegentlich Aggressionen gegen den Pfleger entwickelt, wenn er mit bemerkenswerter Ausdauer Widerstand gegen rigide Sachzwänge im Tagesablauf leistet und dabei Verhaltensweisen zeigt, die nur für ihn selbst einem „logischen Muster" entsprechen.

Andererseits befindet sich auch der Pfleger in einer Ausnahmesituation. Zu der täglichen Belastung, der er nicht ausweichen kann, kommt hinzu, dass er in der Regel von seiner strukturellen Stärke, aus Rücksicht gegenüber dem Kranken, keinen Gebrauch machen will.

Wenn man von den Fällen einmal absieht, in denen blanke wirtschaftliche Not oder handfeste finanzielle Interessen Grund für die Pflege sind, bleibt relativ häufig ein von außen bestimmter Antrieb wichtig: die Nachbarn und die Verwandten, vor denen man das Gesicht wahren will. Dieses durchaus legitime Motiv wird allerdings fragwürdig, wenn es unter einer verklärenden „Selbststilisierung" verschwindet.

Offensichtlich können wir die Entäußerung, die wir unter dem Imperativ einer kräfteraubenden Pflege erfahren, nur durch ein großes Maß an Selbsterhöhung ausgleichen. Sieht man es so, wird verständlich, weshalb Pflegende manchmal betonen, dass sie selbst, kämen sie in eine vergleichbare Lage, nicht mit der Hilfe eines Angehörigen rechnen, weil „von denen doch niemand bereit wäre, sich in gleicher Weise aufzuopfern". Dabei ist es doch unzweifelhaft suspekt, wenn wir uns weiszumachen versuchen, wir seien statt eines verwirrenden Kaleidoskops ganz unterschiedlicher „Baukomponenten" ein monolithischer Block aus Selbstlosigkeit und Hingabe.

Vor einer allzu glatten, einer Bewunderung einfordernden

Vita bin ich ziemlich ratlos, dagegen kann ich eine Lebensgeschichte nachvollziehen, die Irrwege und Fehler, Anstrengungen und mühsam erreichte Ziele erkennen lässt. Die Haltung eines Menschen, der vorgibt, aus reiner Selbstlosigkeit gehandelt zu haben, macht mich zuerst einmal misstrauisch. Erst wenn ich das unübersichtliche Geflecht seiner Anlagen und Beweggründe ungefähr ermessen kann, weiß ich, welche Leistung er wirklich vollbracht hat.

Nach einem langen Aufenthalt in einer erstarrten Zwischenwelt, aus der immer wieder Bilder des Leids, der Hilflosigkeit und des Schmerzes vor meinen Augen auftauchen, kann ich nicht einmal sagen, dass mich je der Widerschein meiner „Pflegearbeit" gewärmt hätte, wie es viele, die sich in eine ähnliche Situation gestellt sahen, durchaus glaubhaft von sich behaupten.

Bis heute, über zwei Jahre nach dem Tod meiner Frau, bin ich immer noch von den rabiaten Veränderungen gezeichnet, die ich im Verlaufe ihrer Krankheit erfahren habe. Die bescheidenen Einsichten, die ich hier ausbreite, kommen zu spät. Hätte ich, als noch Zeit war, tiefer über die innere Not einer Schwerkranken nachgedacht und über mich selbst, wäre unser Alltag in den letzten Jahren weniger „angestrengt" gewesen; hätte ich, beim Vorlesen, öfter ihre kleine, ausgetrocknete Hand in die meine genommen.

Peter Rhein

Lieber Benjamin ... Liebe Mutter ...

Unser Benjamin

Es war anno 1979, der 20. Mai,
ein heißer, schwüler Sonntag, ganz nebenbei.
Durch einen Kaiserschnitt in diese Welt geboren
Hast du dein geborgenes Zuhause viel zu früh verloren.

Kopfumfang 32 cm, Gewicht 2090 g
Länge 45 cm, so kamst du hier an.
Ein Inkubator war fortan Dein Nest
den du erst nach 3 Wochen verlässt.

Erwartet von Vater, Mutter und Bruder
deine Familie, die für dich führt das Ruder.
Benjamin, zart und klein
Unser zweiter Sonnenschein!

Gehegt und gepflegt und vorgeführt
So wie es sich für ein neues Familienmitglied gebührt,
Hattest du ein gutes Leben,
Bis auf dein Handicap eben.

Tetraplegie wird dies genannt,
Und ist den Menschen meist unbekannt.
Sie hindert dich am freien Stehen und Gehen,
Auch die Hände kannst du nicht so gut drehen.

Disziplin und Training bestimmten von Anfang an
Deine weitere Lebensbahn.
Bei alledem warst du meist gutgelaunt,
Mit Schalk und Witz ist dir gelungen
Zu erreichen die Aufmerksamkeit von gleichaltrigen
   Mädchen und Jungen.

Dialoge und Schweigen

Uns war sehr früh klar
Dein Köpfchen funktioniert wunderbar.
So gab es für uns nur einen Weg – Integration.
Die Schulzeit bis zum Abitur
Meisterst du mit Bravour !

Heute 28 Jahre
Braune Haare,
hohe Stirn, markante Nase,
grünbraune Augen, schmales Gesicht,
eher ein Fliegengewicht .
Du gehörst nicht zu den „Langen",
Aber auch nicht zu den „Bangen".

Das Studium der Psychologie
führt dich in die Landeshauptstadt Berlin,
seither studierst du so vor dich hin,
Wie lang, liegt allein in deiner Person,
auf ein Ende freuen wir uns schon!

Lieber Benjamin,

wir wünschen Dir zu Deinem heutigen Festtag alles Gute
Deine Family
Mama, Papa, Marc, Alexander und Lina
                                                           20. Mai 2007

Ein Bilderbuchwetter für den Maientag in Nürtingen.
Eine kleine Familie, der Vater, die im achten Monat schwangere Mutter und der einjährige Marc vergnügten sich im Maienrummel in Nürtingen.
Nicht lange währte die Freude um die Stände und die Karussells. Ein jäher Schmerz im Unterbauch der Mutter unterbrach die Familienidylle und setzte dem Familien-Sonntag mit der Fahrt zur Filderklinik nach Bonlanden ein Ende.
Der anfängliche Versuch, die nicht mehr lange aufschiebba-

Lieber Benjamin ... Liebe Mutter ...

re Geburt auf natürlichem Weg erfolgen zu lassen, endete mit einem Kaiserschnitt. Benjamin erblickte das Licht der Welt. Zunächst von den Ärzten mit Zuversicht und mit guten Werten versehen, veränderte sich dieser Zustand schlagartig in eine andere Richtung, Zusammenfall der Lungenbläschen, hierdurch Atemnot, schneller Transport in die Spezialkinderklinik in der Türlenstraße in Stuttgart.

Angst, Traurigkeit und Hoffnung prägten für uns die Tage nach der Geburt unseres kleinen Benjamin.

Dann war Kampf angesagt, Kampf ums „Stillen", Kampf um die Pflege meines kleinen „Frühchens" (32. Woche). Zu dieser Zeit war dies alles nicht selbstverständlich in den Kliniken.

Wir haben es geschafft, nach zirka drei Wochen Klinikaufenthalt durfte Benjamin endlich in unsere heimische Atmosphäre eintauchen.

Das Versorgen von unserem Benjamin war nicht wesentlich anders als bei einem gesunden Säugling: stillen, wickeln, unruhige Nächte und so weiter. Benjamin war ein eher geduldiges Kind. Trotzdem war es für uns als junge Familie ganz schön anstrengend, ein Kleinkind und einen Säugling zu versorgen und dazu noch mit der Selbstständigkeit im Beruf zu beginnen.

Da die Reflexe und Bewegungen von unserem Neugeborenen meinem Empfinden nach von denen eines gesunden Kindes abwichen, besuchte ich unseren Hausarzt. Erkenntnis: Frühgeburt, verzögert, man muss abwarten, doch weil ich darauf drängte, wurde vorsorglich einmal wöchentlich eine Krankengymnastik nach „Bobath" angeordnet.

So kam ich erstmals mit „Körperbehinderung" in einer Krankengymnastik-Praxis in Berührung und Ängste, dass Benjamin vielleicht auch behindert ist, beschäftigten mich fortan. Literatur über Frühgeburten und sonstige Abweichungen bei Kleinkindern wurden von mir verschlungen und meine Angst übertrug sich natürlich nicht allzu positiv auf meinen Alltag.

Es waren Auseinandersetzungen an der Tagesordnung, zudem mein Ehemann nicht an meine übereiligen Befürchtun-

gen glauben wollte und meinte, ich übertreibe. Dies waren die ersten Belastungsproben in unserer Ehe.
Fortan nahmen Therapien in immer größer werdendem Umfang in unserem Leben Platz ein (Bobath, Voijta, Reiten, Schwimmen, Ergotherapie et cetera).
Der Tageslauf wurde in der Hauptsache von mir als Mutter abgedeckt. Immer mit einem Kleinkind im Schlepptau, dessen Rolle in unserer Familie ab der Geburt seines Bruders eine andere wurde. Gestürzt vom Thron als „Erstgeborener", musste er sich fortan mit einer Nebenrolle begnügen. Seine Wissbegierde prägte er hierdurch immer stärker aus und erhaschte meist nur darüber von uns Beachtung und Anerkennung. Die ursprüngliche Liebe und Zärtlichkeit musste fortan mit dem kleinen Bruder geteilt werden.
Der Spagat „Kleinkind" mit einem mit Therapien besetzten Säugling war oftmals mehr als anstrengend für mich, zumal keine Oma oder Opa zugegen waren und ab und zu unterstützend hätten mitwirken können.
So war es ein glücklicher Umstand, dass ich die Hausfrauenrolle gerne annahm und dass ich eine „Vollblutmutter" war. Ohne diese Voraussetzungen hätte unsere Familie nicht so eine positive Entwicklung genommen.

Integration

Es war mir immer wichtig, dass wir in der uns umgebenden Gesellschaft wie ein „gesunde Familie" behandelt wurden, dass Benjamin überall dabei war und alles so gut wie möglich mittun konnte.
Sehr früh erwachten dann die Zukunftsängste um einen Kindergarten-/Schulplatz.
Vorsorglich meldete ich beide Kinder zunächst einmal in der Waldorfschule in Nürtingen an.
Als Benjamin vier Jahre alt war, konnte er nicht selbst gehen und stehen und auch schlecht sitzen, Fortbewegung war nur durch Krabbeln und Robben möglich.
Wir haben es geschafft, eine Waldorfkindergärtnerin zu ermutigen, Benjamin für einen Tag in der Woche in ihren

Lieber Benjamin . . . Liebe Mutter . . .

Kindergarten aufzunehmen. Das war schon einmal der Anfang von Integration.
Etwa ein Jahr später wurde Benjamin durch die Fürsprache vom evangelischen Pfarrer in Wolfschlugen in den evangelischen Kindergarten integriert, da verbrachte er zwei schöne Jahre, die Kindergärtnerinnen Frau Hüeber und Frau Balz, vor allem aber auch die Kinder selbst gingen mit der Behinderung von Benjamin phantasievoll und unproblematisch um. Sie erfreuten sich an jedem Fortschritt von Benjamin.
Er wurde in dieser Zeit an den Adduktoren und Sehnen an den Beinen operiert.
Die Operation erbrachte geringe Verbesserungen, die erst nach den bestandenen anfänglichen Erschwernissen durch die OP sichtbar wurden. Alle Möglichkeiten und Behandlungsarten wurden von uns ausprobiert. So auch eine Reise nach Polen und später nochmals in die Ukraine zu einem russischen Arzt (Dr. Kosjavkin).
Die Zeit mit Benjamin war für mich als Mutter vorwiegend aus der Sichtweise einer Therapeutin zu sehen. Dies verhinderte in der Beziehung oftmals den natürlichen Umgang und die unbefangene, liebende Art einer Mutter.
Ständig ertappte ich mich in der Zurechtweisung von Benjamin und er konnte sich manchmal nur durch seinen Humor, den er in großzügiger Weise zugesprochen bekam, davor retten.
Durch Selbsthilfegruppen und Therapiegespräche versuchte ich diesem Phänomen zu entrinnen. Es war nicht einfach; viele Male, wenn ich ansetzen wollte, Benjamin zu verbessern, sprach ich den Satz: „Reden ist Silber, Schweigen ist Gold" vor mich hin.
Das ist bis heute noch präsent und hilft mir auch wirklich.
Als hilfreich und wichtig, ja fast lebensnotwendig würde ich die Therapiegespräche zusammen mit meinem Ehepartner (etwa zwei- bis viermal jährlich) in einer Gruppe von Eltern behinderter Kinder und mit einer Psychologin bezeichnen. Diese Gespräche haben uns ermöglicht, wieder kraftvoll in den Alltag zurückzukehren und unbefangener miteinander umzugehen.

Zum Alltag mit den Kindern, als Benjamin zirka vier Jahre alt war, gesellte sich noch ein kleines Brüderchen hinzu. Der Tag war gefüllt mit Kochen, Putzen, Waschen, Spielen und Basteln mit den Kindern, aber auch vor allem mit Therapien für Benjamin.

In unserem Hause spielte sich meist das Zusammentreffen mit Nachbarskindern und Freunden ab, zumal hier das meiste auf Benjamin eingestellt war. Und so bewegte sich Benjamin immer inmitten der gesunden Geschwister und Kinder. Die Spiele wurden individuell auf Benjamins Möglichkeiten abgestimmt.

So entstand bei uns im Wohnzimmer das „Krabbelfußballspiel"! Dieses Spiel wurde über einen langen Zeitraum, bis zum Alter der Kinder von etwa zwölf Jahren, in unserem Wohnzimmer beinah täglich abgehalten. Benjamin als Torwart, er war voll integriert und hat durch seine Behinderung ein neues Fußballspiel entwickelt.

Krabbel-Fußball

Benjamins E-Mail hierzu:
Gerne erinnere ich mich an die Zeit zurück, in der meine Brüder und ich im elterlichen Wohnzimmer „Krabbel-Fußball" spielten. Wann dies genau anfing, kann ich heute nicht mehr rekonstruieren, wohl aber, mit welchem Einsatz und Freude wir bei der Sache waren. Wir spielten mit einem Stoffball auf die beiden Wohnzimmertüren, die uns als Tore dienten.

Meine zwei Brüder spielten im Verein Fußball. Da ich dies nicht konnte, war es für mich eine tolle Möglichkeit, mich mit ihnen und später auch mit ihren und meinen Freunden zu messen. Es gab mir, neben der Freude, die jedes sportliche Spiel mit sich bringt, das Gefühl, auch in diesem Punkt mithalten zu können und mich nicht als defizitär zu empfinden, was für meine Entwicklung mit Sicherheit sehr positiv war. Auch das Zusammengehörigkeitsgefühl zwischen uns Geschwistern wurde damit sehr gestärkt. Schließlich hatte das „Krabbel-Fußball" auch integrativen Charakter.

Denn wie bereits erwähnt spielte ich es auch mit meinen Freunden und den Freunden meiner Brüder, die ebenfalls mit viel Spaß

Lieber Benjamin ... Liebe Mutter ...

mitmachten, und es entwickelte sich gegenseitiger Respekt und Freundschaften.
Aus heutiger Sicht muss ich in diesem Punkt auch meine Eltern bewundern, die es ertragen haben, dass zu Hoch-Zeiten beinahe täglich eine Horde wilder Jungs das Wohnzimmer in Beschlag nahmen und dabei weder leise noch unfallfrei zu Werke gingen. So mussten während dieser Zeit einige Vasen ihr Leben lassen. Für diese Opfer bin ich ihnen heute noch sehr dankbar, denn sie ermöglichten mir einen Lebensabschnitt, an den ich auch heute noch gerne zurückdenke und den ich mit Sicherheit immer in positiver Erinnerung behalten werde.

Krabbel-Fußball
aus der Sicht von Benjamins Bruder Alexander:
Der Ursprung dieser Sportart war glaube ich ein im Wohnzimmer herumliegender Ball. Spontan wandelten mein Bruder Benni und ich den Eingangsbereich vom Wohnzimmer in ein Tor um und warfen Bälle auf ein Tor. Schnell bemerkten wir, dass auf der anderen Seite des Wohnzimmers eine nahezu gleich große „Torfläche" vorhanden war (Terrassentür), und das Spiel mit zwei Toren konnte beginnen. Schnell hatten wir auch die „Strafräume" festgelegt, die der angreifende Spieler nicht betreten durfte. Möglich waren Schüsse mit dem Fuß und der Hand. Außerhalb des Strafraums durfte man allerdings nicht mehr werfen, sondern höchstens den am Boden liegenden Ball fausten oder eben den Fuß benutzen. Bei Benni beschränkte es sich dabei leider auf das Schießen mit der Hand, allerdings entstanden daraus keine größeren Nachteile. Beliebt waren Schüsse aus dem eigenen Strafraum, riskanter der „Ausflug nach vorne", bei dem man leicht ausgekontert werden konnte.
Benni war dabei voll integriert, und es war eine „Sportart", in der er mindestens ebenbürtig war. Vor allem sein kraftvoller Wurf bleibt mir in Erinnerung.
Wir spielten meist mit einem Stoffball, als dieser dann irgendwann kaputt war, mit einem kleinen Plastikball. Auf alle Fälle hatten wir immer riesig Spaß. Wir veranstalteten sogar Turniere, wenn Freunde von ihm oder mir da waren.

Aufwendig war nur immer die vorherige „Absicherung" des Wohnzimmers. Die am meisten gefährdeten Vasen und Bilder wurden an einen sicheren Platz gestellt, um größeres Unglück zu vermeiden. Trotzdem erinnere ich mich noch gut an die Zerstörung von Omas Bild, das wir beim Absichern vergessen hatten. Insgesamt gesehen war es eine tolle Möglichkeit, neben Gesellschaftsspielen etwas mit meinem großen Bruder zu unternehmen.
Toll auch, eine Mutter zu haben, die derartige Dinge in den eigenen vier Wänden über sich
ergehen ließ. Dafür ein herzliches Dankeschön, das hat uns viel Spaß beschert!

Sonntagsausflüge und das Zusammenleben

Aus der Sicht der Mutter:
Die Ausflüge am Sonntag waren oftmals durch die Transportmühen (Kinderwagen nur für ein Kind geeignet) eingeschränkt. Doch Sonntagsspaziergang war Pflicht und es gab auch sehr lustige und individuelle Ausflüge. Zum Beispiel buddelten wir im Herbst im Wald eine Kuhle und jeder durfte sich unter einem Blätterbett verstecken, während ein anderer suchen musste.
Zu Hause hatten wir uns einmal die Augen verbunden und wir mussten den anderen anhand des Geruchs oder der Größe ertasten und erschmecken, bei diesen Aktionen konnte Benjamin immer gut mitmachen und wir hatten große Freude daran.
Gesellschaftsspiele wie Monopoly et cetera wurde leidenschaftlich sonntags oder auch ab und zu unter der Woche zusammen mit Papa gespielt. Es gab immer strenge Regeln, an die sich jeder halten musste.

Die Einschulung

Wir wollten Benni den Start an der Schule im Ort unter Gesunden ermöglichen.
Die Begeisterung an der örtlichen Schule war nicht sehr

groß, man wollte uns überzeugen, dass die „bauliche Gegebenheit" ungünstig wäre.
Erst etwas später haben wir erfahren, dass der Rektor der Körperbehindertenschule mit unserem Rektor im Kontakt stand und ihn überzeugte, dass Benjamin in einer „normalen" Schule falsch am Platz wäre. Er würde nie ohne Schreibmaschine schreiben können war nur eine Begründung – welch ein Irrtum: heute kann er es!
Mir war schnell klar, dass es hier nur ums „Geld" ging und nicht um Benjamin. Die Körperbehindertenschule erhält eine staatliche Förderung und ist daher um jedes Kind bemüht.
Doch ich gab nicht klein bei und versuchte sämtliche Möglichkeiten, unter anderem beim Sonderschulrat in Nürtingen.
Dort mussten wir unsere Situation als Bittsteller schmerzlich erfahren. Der erste Satz des Schulrats war: „Wenn ich nicht will, können Sie nichts machen!" – Doch da kannte er Benjamins Mutter schlecht!
Am Schluss hatte Benjamin eine Zusage für ein halbes Jahr an der örtlichen Grundschule. Könne er bis dahin mit den anderen Schülern mithalten, dürfe er bleiben.
Das machte mir Angst, denn ein halbes Jahr ist unverhältnismäßig wenig und so stellte ich Benni in der Waldorfschule vor.
Eine Lehrerin, die eine erste Klasse übernahm, war sehr positiv zu Benjamins Integration eingestellt und er bekam eine Zusage ohne Zeitlimit.

Waldorfschule

Benjamins E-Mail zur Schulzeit:
Der Einschulungstag ist mir noch sehr gut in Erinnerung. Alle Schüler wurden in alphabetischer Reihenfolge des Nachnamens auf eine Holzbank gerufen, bis schließlich meine gesamte Klasse 1b auf ihr Platz gefunden hatte. Da mein Nachname mit „P" beginnt, war ich als Letzter der zu Schulbeginn vier Benjamins an der Reihe, mich zu meinen späteren Kameraden zu gesellen. Jedesmal, wenn

der Vorname Benjamin fiel, war ich so aufgeregt, dass ich am liebsten sofort losgestürmt wäre, und musste von meinen Eltern zurückgehalten werden.

Soziale Integration in der Klasse war von Anfang an nie ein Thema, sie wurde einfach praktiziert.

Wir scherzten und lästerten zusammen, spielten Streiche und unterhielten uns über die Themen, die für uns damals wichtig waren. Dabei wurde ich weder ausgegrenzt noch in Watte gepackt und fühlte mich niemals aufgrund meiner Behinderung allein. Ganz im Gegenteil, in späteren Jahren halfen mir meine Freunde sogar täglich bei meiner Therapie. Ein Grund hierfür war sicherlich die Unbedarftheit, mit der wir uns begegneten. Wenn es Fragen zu meiner Behinderung gab, wurden diese gestellt und beantwortet, und wenn ich Hilfe benötigte, so wurde mir geholfen. Wir hatten keinerlei Angst, etwas falsch zu machen im Umgang miteinander, sondern gingen einfach aufeinander zu. Was mir sicherlich auch bei der Integration half, war mein Humor und dass ich für jeden Schalk zu haben war. Es ist auch ausdrücklich meine damalige Klassenlehrerin Frau Wilke zu erwähnen die ebenfalls immer sehr unkompliziert mit mir umging und mich ebenso lobte oder zur Schnecke machte wie alle anderen Schüler auch.

Hilfe benötigte ich zu Beginn meiner Schulzeit vor allem immer dann, wenn Treppen im Spiel waren. Mein Rollstuhl und später mein Gehwagen mussten stets die Treppen hinaufgetragen werden. Später trugen meine Schulfreunde auch mich hinauf, um mir die nicht jede Minute frisch gewischten Treppen zu ersparen, welche ich in den ersten Jahren bei Bedarf noch nach oben krabbelte. Des Weiteren musste meine Schultasche stets in die Klasse getragen werden, da ich sie mir selbst nicht auf den Rücken schnallen konnte. Bei schulischen Ausflügen wurde ich meist in einem Kinderwagen transportiert, den ein Klassenkamerad schob. Beim Sportunterricht schaute ich anfangs immer mit zu, und statt des Eurythmieunterrichts der Klasse bekam ich Einzelunterricht in Heileurythmie. Die Hilfe geschah so selbstverständlich, dass ich niemals den Eindruck hatte, eine Last zu sein, und mich eigentlich immer wohl fühlte. Ich hatte den Eindruck, dass mir die Leute gern halfen, weil sie mich mochten und nicht, weil es ihnen aufgezwungen wurde.

Meine engsten Freunde trugen mir besonders oft die Schultasche und

Lieber Benjamin ... Liebe Mutter ...

wurden von den Lehrern auch immer als Erstes beordert, mir irgendwelche Dienste zu leisten, was sicherlich auch manchmal nervig für sie war, grundsätzlich halfen aber alle.
Auch die Lehrer packten oft unbürokratisch mit an und schleppten mich des Öfteren die Treppen hinauf und gaben mir auch das Gefühl von Bewunderung für die Art, wie ich mein Leben meisterte, was mich aus heutiger Sicht ebenfalls sehr positiv prägte.
Was meine schulischen Leistungen anbetraf, so war meine Entwicklung anfangs mit Sicherheit stark verzögert. Ich weiß noch genau, welche Schwierigkeiten ich vor allem bei zeichnerischen Aufgaben hatte. Den Buchstaben „B" erlernten wir im Zusammenhang mit den Bienen und meine Mutter verzweifelte beinahe beim Versuch, mir das Zeichnen von Bienenwaben beizubringen. Meine Schrift verlief anfangs nicht gerade, sondern schräg, das heißt wenn ich einen Satz oben links begann, endete er unten rechts auf dem Papier. Hier kamen mir in meiner Entwicklung das Waldorfsystem und seine Lehrer sehr entgegen, dass keinen Druck aufbaute, sondern mir mehr Zeit zur Fortentwicklung einräumte, als ich sie im staatlichen Schulsystem gehabt hätte.
Schwierig war es auch in den handwerklichen Fächern, wo die Lehrkräfte eine Engelsgeduld mit mir haben mussten, bis ich die einfachsten Dinge beherrschte. Überhaupt war es für die Lehrkräfte, denke ich, sehr schwierig sich auf mich einzustellen. Sie konnten nicht immer nach „Schema F" vorgehen, wenn es um meine Person ging. Beispielsweise brauchte ich länger Zeit zum Schreiben, konnte kaum mit dem Lineal umgehen und so weiter. Dies war sicherlich nicht immer ganz einfach und erforderte eine Menge Fingerspitzengefühl. Auch meine Mitschüler beklagten sich niemals darüber, dass ich manchmal mehr Zeit in Klausuren bekam als sie, und akzeptierten es als eine Notwendigkeit, was Schüler in meiner späteren Schullaufbahn nicht immer so sahen.
Blicke ich aus heutiger Sicht auf meine Waldorfschulzeit zurück, so ist es mit Sicherheit die Zeit, die mich am positivsten geprägt hat, und hätten meine Eltern nicht so stark für meine reguläre Einschulung gekämpft, ich würde heute nicht an dem Punkt stehen, an dem ich im Moment bin, und das meine ich nicht nur in kognitiver, sondern auch in sozialer Hinsicht. Denn der Umgang mit meinen nicht-behinderten Freunden hat nicht nur zu tiefen Freundschaften

geführt, die bis heute andauern, sondern auch dafür gesorgt, dass ich keinerlei Ängste im Bezug auf Nichtbehinderte entwickelt habe, ebenso wenig haben meine Klassenkameraden Berührungsängste vor anderen Behinderten, davon bin ich überzeugt! Auch die Lehrer waren wesentlich an meiner positiven Entwicklung beteiligt, haben mich zu dem geformt, der ich heute bin.

Aus der Sicht der Mutter:
Die Schulzeit war im Großen und Ganzen sehr harmonisch und Benjamin wurde so gut als möglich integriert.
Seine Lehrerin, Frau Wilke, war eine Pragmatikerin und in ihrer Art sehr unkompliziert.
Sie fand schnelle und einfache Lösungen im Umgang mit Benjamin. Sie forderte die Kräfte der heranwachsenden Kinder zur Mithilfe ein (Transport von Benni oder seinen Utensilien).
Es wuchsen schöne Freundschaften zu den Mitschülern, die bis heute anhalten.
Es ist immer wieder erstaunlich, was einzelne Personen bewirken können, und welch großen Einfluss diese Entscheidung auf den Lebenslauf eines Betroffenen hat.
An dieser Stelle ein dickes Dankeschön an Benjamins Lehrerin Frau Wilke, ebenso an alle anderen Lehrer, die Benni ja nicht immer „freiwillig" in der Klasse hatten und in unterschiedlichster Weise mit dem Umstand „Behinderung" umgegangen sind, sie haben es alle gut gemeistert.
Ich selbst hatte oftmals mit der Hausarbeit von Benjamin Probleme, da mein Ehrgeiz die Langsamkeit und die Orientierungsschwierigkeiten von Benjamin nicht akzeptieren konnte, und dadurch kam es häufig zu Reibereien zwischen Benjamin und mir.
Das ständige „Üben" erschwerte den natürlichen Umgang von uns beiden.
So kam es auch, dass Benjamin, wenn er nachts erwachte, meist das Bett seines Vaters aufsuchte, um zu kuscheln, während seine Geschwister meist zu mir kamen.

Lieber Benjamin ... Liebe Mutter ...

Kindheit in Stichworten

Von Benni selbst geschildert:
Familie
- kein „in Watte packen", oftmals Reibereien mit älterem Bruder
- viel Ansporn durch die Brüder in allen Lebensbereichen
- Messen der eigenen Kräfte, sogar in spezieller Hinsicht (Krabbelfußball)
- Harte Kämpfe mit den Eltern bei Entwicklungsschritten (Socken anziehen, Buchstaben lernen, Schuhe binden)
- großes Engagement der Eltern, meine Entwicklung zu fördern (Schule, Therapie)
- negativ empfunden: viele Ermahnungen, z. B. Kopf-/Körperhaltung, Schnelligkeit, etc.

Kindergarten/Schule
- von Anfang an mit „Gesunden" in Kontakt
- Berührungsängste entstanden erst gar nicht (ich gehörte laut den Kindergärtnerinnen zu den „Wildesten" in der Gruppe
- Auch in der Schule gab es sozial niemals Probleme, es entwickelten sich feste Bindungen, die bis heute andauern.
- Meine Entwicklung, was das „Schreiben" anging, war sehr verzögert, deshalb auch manche Kämpfe mit den Eltern.
- Später auch Probleme in der Mathematik
- Zweifel der Eltern, wie viel der Junge wirklich schafft.

Therapie
- anfangs Krankengymnastik nach Bobath und Vojtha, später Reiten, Ergotherapie (Polen und Ukraine, spezielle Therapie)
- Bewegungstherapie nach Florence Scott
- Therapien nahmen viel Zeit in Anspruch
- Immer tolles Verhältnis zu den Krankengymnasten und Therapeuten, daraus folgend erreichte ich Ausdauer und Vorankommen.
- Sehr großes Engagement und Förderung durch die Eltern und später auch durch Freunde und Schulkameraden.

Fragen und Antworten

die uns als Eltern im Lebenslauf mit Benjamin beschäftigten:

Was gab es für Ängste in einzelnen Bereichen des Lebens in Bezug auf unser behindertes Kind?
Wird er je laufen lernen, selbstständig leben können?

Haben sich diese bewahrheitet?
Teils, teils! Benjamin lebt inzwischen selbstständig in Berlin, wird durch einen Zivi einmal wöchentlich für ein paar Stunden unterstützt beim Putzen, Waschen und Einkaufen.
Das Laufen ist mit Stöcken möglich.

Welche Schwierigkeiten entstanden bei der Pflege/Förderung des Kindes?
Für mich als Mutter war die ständige Nähe oftmals lästig, da Benjamin sich lange nicht selbst von mir wegbewegen konnte und auf mich angewiesen war, um etwas zu erforschen/zu untersuchen. Das Tragen von Benjamin wurde mit zunehmendem Alter schwieriger und war sehr anstrengend.

Welche Nachteile mussten wir beziehungsweise die restliche Familie durch unser behindertes Kind hinnehmen?
Bestimmte Unternehmungen, zum Beispiel Wintersport, wurden sehr schwierig, auch Wanderungen, Radtouren waren durch Immobilität beeinträchtigt und mit Kraftakten und Einschränkungen verbunden.

Was gab uns Kraft, Unterstützung?
Die Hilfe und Unterstützung von Geschwistern und Freunden, vor allem meiner in der Nähe lebenden Schwester und ihres Mannes, die Benjamin zusammen mit seinen Geschwistern versorgte, damit wir für ein paar Tage eine Auszeit nehmen konnten, ebenfalls auch eine gute Freundin.
Die Selbstverständlichkeit unserer Helfer bei der aufwendigen Therapie mit Benjamin.

Lieber Benjamin ... Liebe Mutter ...

Wie gingen wir emotional mit den Anforderungen, die ein behindertes Kind mit sich bringt, um?
„Grenzsituationen" in der Bewältigung der täglichen Anforderungen waren immer gegenwärtig und es erforderte schon unglaubliche Geduld und Ausdauer, den Spagat Mutter/Vater von vier heranwachsenden Sprösslingen, Ehefrau/Ehemann und Beruf (Beginn der Selbstständigkeit) im Zusammenspiel mit Behinderung auszuhalten. Für mich als Mutter war es, je nach eigener Verfassung, nicht immer leicht, die „sichtbare Behinderung" in der Öffentlichkeit zu ertragen. Ich fühlte mich hierdurch im Sichtfeld der anderen, wenn ich frei und ungezwungen sein wollte.

Was haben wir durch unser Kind lernen können, inwieweit hat es uns selbst vorangebracht?
Es ist unglaublich, was einzelne Personen im Leben anderer bewirken können, wie sie dies positiv und auch negativ beeinflussen können. Der Mut und die Unbefangenheit Einzelner hat mir/uns weitergeholfen, das Leben mit Benjamin zu meistern. Unser Durchhaltevermögen wurde hierdurch gestärkt.

Was möchte ich anderen mit auf den Weg geben?
Für einen benachteiligten Menschen zur „Lobby" werden, für Integration kämpfen, da ich meine, dass jegliche „Normalität" die bestmögliche Förderung bedeutet, die durch keine aufwendige Therapie oder Ähnliches ersetzt werden kann.
Möglichst viel Hilfe von außen annehmen, da der eigene Motor aufgeladen werden muss, um die übergroße Anforderung zu bestehen.

Das ist *meine* Kiste

Nürtingen, im Mai 2005

Lieber Papa!

Du weißt, dass ich in einem Brief all meine Gedanken sortieren kann.
Dies ist im Moment ganz dringend nötig, weil Du mein 47 Jahre altes „Papa-Bild" gehörig durcheinandergebracht hast.
Du weißt, dass ich glücklich bin mit meiner Familie, meiner Arbeit und meinem Engagement in der Gemeinde. Schade nur, dass wir doch eine Fahrstunde auseinander wohnen und dass ich nicht mal schnell zu Dir ums Eck kommen kann.
Gut aber, dass ich mich auf Dich und Deine 81 Jahre verlassen kann. Du pflegst meine Mama, Deine Frau zu Hause, schon seit einiger Zeit, und ich kann ohne schlechtes Gewissen bei meiner Familie sein. Du machst das intensiv und gut, ich finde es ist eine Meisterleistung. Die andere Meisterleistung von Dir: Du hast mir immer schon Flügel gegeben für meinen freien Flug ins Leben. Das ist die eine Weise, wie Du mir immer Deine Liebe zeigst. Aber weißt Du auch, dass die andere Weise, mit der Du mir Deine Liebe zeigen wolltest, mir eher Angst gemacht hat? Stets dann, wenn ich Deiner Meinung nach etwas falsch gemacht habe, hast Du eindringlich mit mir geredet oder auch mal geschimpft. Immer war da eine Angst, Du könntest mir meine Flügel wieder nehmen und damit auch die Liebe. Vielleicht war es einfach nur die Art und Weise, wie Du Deine Enttäuschung gezeigt hast über mein Verhalten – Du warst wütend und traurig zugleich.
Mit Mama redest Du in der letzten Zeit auch immer mal wieder so. Nervt sie Dich jetzt so, wie ich das früher gemacht habe? Natürlich, Du hast jetzt fast keine Zeit mehr für Dich, Du machst den Haushalt und Du versorgst ganz

zuverlässig die Mama. Einfach mal hinsitzen und in Ruhe ein Buch lesen, das ist nicht mehr drin. Mama weiß immer noch etwas, das man tun kann, oder sie braucht Dich für alltägliche Dinge.
Als Mama neulich in der Reha war, da hättest Du ja eigentlich ausspannen können, wenn nicht der Umzug gewesen wäre. Damit Mama überhaupt wieder nach Hause kommen konnte, mussten wir mit Eurem Hab und Gut in eine Erdgeschosswohnung umziehen. Das Treppenhaus in den dritten Stock ohne Aufzug wäre für Mama unüberwindbar geworden. Die neue Wohnung im Erdgeschoss ist praktisch, mehr nicht, aber das ist wichtig für die Pflege. Du hast nie „schade" gesagt beim Umzug, obwohl ich ganz genau weiß, was Dir die alte Wohnung bedeutet hat: Komfort, Sonne pur, einen Blick über die Bäume hinweg in die Welt und keinen, der Dir auf dem Kopf herumtollt.
Wir beide haben uns gut ergänzt beim Umzug und Stück für Stück, Kiste für Kiste gepackt und umgezogen. Irgendwann war auch der Dachboden an der Reihe:
Der weiße Schrank in den Keller, die rote Kommode auf den Sperrmüll und einige Kisten nahm ich mit nach Hause. Doch ganz hinten war noch eine große, grüne Kiste, deine Kiste. Sie war schwer und wir wurden staubig, als wir sie mit vereinten Kräften hinter dem Schornstein hervorzogen. Ich war gespannt, was wohl in Deiner Kiste sein würde, denn bis dahin war es mir immer verboten, bei meinen Erkundungstouren auf den Dachboden an Deine Kiste zu gehen. Mama sagte immer: „Finger weg, die gehört Papa!"
Dein Blick wurde auf einmal geheimnisvoll, freudig und Deine Augen glänzten. Der Deckel ging auf – Bücher – wie konnte es auch anders sein: Sammelalben aus Deiner Jugend, alte Geschichtsbücher, die nahm ich mit für Deinen Enkelsohn, Bücher aus deiner Meisterschule, Kunstdrucke aus der Druck-Akademie, Du trenntest Dich von manchen Büchern ganz leicht. Wir saßen auf dem Rand der Kiste und schmökerten. Kitschig schien die Sonne durch die kleine Dachluke und wir konnten die Staubkörner tanzen sehen.

Zwischen all den Büchern war auch ein kleiner Lederkoffer, so groß wie eine Schuhschachtel.

„Ja, mein Kind, das ist ein ganz anderer Teil von meinem Leben!" In diesem kleinen Koffer lag obenauf Deine erste Brille, eine runde Nickelbrille. Es gab also auch eine Zeit ohne Brille. Photos, Ringe und Briefe, mehr ging ja auch nicht hinein in diesen Koffer. Papa erzähl doch, bitte!!!! Wer sind die Menschen auf den Photos, warum kenne ich die nicht? Wem gehörten diese Ringe? Was bedeuten die Namen darin? Sind das Liebesbriefe? Bitte erzähle mir aus Deinem Leben.

Nach zwei interessanten und spannenden Stunden auf dem harten Rand der grünen Kiste wusste ich mehr über Dich. Mein Po tat mir weh und ich hatte zwei Stunden nur zugehört. Ein ganz neuer Papa. Du hast mir aus Deiner Kindheit erzählt, von Deiner Mutter, die ich nie erlebt habe, von Deiner Zeit vor unserer Familie und vom Anfang Deiner Ehe. Mein Bild von Dir ist farbiger geworden und meine Liebe zu Dir fester. Vielleicht verstehe ich jetzt ein bisschen besser, warum Du manchmal traurig bist oder auch warum Dich ein anderes Mal die Wut packt. Jetzt weiß ich, was Dir Familie, Treue, Verantwortung und Liebe bedeuten. Ob ich wohl auch einmal so viel Lebensweisheit gewinne wie Du? Obwohl Du ja immer von Dir behauptest, dass Du auf der Suche bist und noch nicht gefunden hast.

Den Lederkoffer mit der Nickelbrille habe ich in mein Bücherregal gelegt.

Vielen Dank Dir für diese beiden schönen und wichtigen Stunden in unserem Leben auf dem Rand *Deiner* grünen Kiste.

Deine Tochter Susanne

Weh mir ...
Die Mauern stehn
Sprachlos und kalt, im Winde
Klirren die Fahnen.
(Friedrich Hölderlin, vor 1805)

Der Pflegefall
Johann Christian Friedrich Hölderlin

Von 1807 bis 1843, dem Jahr seines Todes, lebte Friedrich Hölderlin als ein „dem Wahn verfallener Poet", wie es in den Äußerungen seiner Zeitgenossen nicht selten hieß, „in Kost und Logis und sorgfältiger Wartt und Verpflegung" im Hause des Schreinermeisters Ernst Friedrich Zimmer in Tübingen. Dessen Haus war mit seinem zum Neckarufer vorgeschobenen Erker 1778 teilweise auf den Resten der Stadtbefestigung erbaut worden. Die Stube des Dichters der *Nachtgesänge* und des lyrischen Briefromans *Hyperion* (siehe Anhang) befand sich im ersten Stock des Erkers, den die Mitglieder der Zimmerschen Familie „Rundel" nannten.

Friedrich Hölderlin wird 1770 in Lauffen am Neckar geboren. Sein Vater, der Klosterhofmeister Heinrich Friedrich Hölderlin, stirbt bereits 1772. Die Mutter Johanna Christiana heiratet 1774, mit 26 Jahren, in zweiter Ehe den Kammerrat Johann Christoph Gok aus Nürtingen, der 1779 ebenfalls früh verstirbt. Hölderlin besucht ab 1776 die Lateinschule in Nürtingen und lernt dort 1783 Schelling kennen. Die Stadt wird ihm, als Ort seiner Jugend und Wohnsitz von Mutter und Schwester, immer wichtig bleiben. 1788 tritt er in das Evangelische Stift in Tübingen ein. Er studiert gemeinsam mit Hegel und Schelling. 1793 legt er sein Abschlussexamen ab, aber ein Pfarramt übernimmt er nie. Im gleichen Jahr trifft er in Ludwigsburg zum ersten Mal mit Friedrich Schiller zusammen.

Das in jungen Jahren kometenhaft aufleuchtende Genie Hölderlins und die beinahe vierzig Jahre eines irrlichternden

Dialoge und Schweigen

Nachglimmens im „Rundel" sorgten dafür, dass immer wieder begeisterte Anhänger seiner Dichtungen nach Tübingen kamen. Nicht wenige hofften, dass er ihnen bei diesen Besuchen einige Verse widmen würde, die er, „indem er gelegentlich aus dem Fenster blickte oder mit der linken Hand den Takt schlug, in kurzer Zeit zu Papier bringen konnte ... Ein Umstand, der wohl eher dafür spricht, dass er nicht improvisierte, sondern die Verse längst in seinem Kopf hatte und sie nur für die Gäste in Szene setzte.
Hölderlins Gedichte zwischen 1807 und 1843, von denen viele abhanden gekommen sind, bilden keinen homogenen Schaffensabschnitt. Sind es zunächst noch Oden im klassischen Versmaß, treten später liedhaft gereimte Formen in den Vordergrund, die in der Mehrzahl dem Zyklus der Jahreszeiten gewidmet sind. Diese Arbeiten haben eher das Interesse der Psychiatrie als das der Literaturwissenschaft gefunden." (A, S. 348, 349)
„Die Tatsache aber, dass die Zeit von 1790 bis 1800 für die deutsche Literatur, ja für die Weltliteratur, ein unwiederholbares Jahrzehnt darstellt, lag nicht nur an Goethe und Schiller, sondern vor allem an Hölderlin", wie es Martin Walser in einem Fernsehgespräch zu seinem 80. Geburtstag emphatisch ausdrückte. In gedankenschweren Hymnen, die erfüllt waren von den Bildern eines „inneren" Griechentums, gelangen Hölderlin Zeilen, die ihresgleichen nicht finden werden. Und in einigen Gedichten der Jahre 1800 bis 1806 vollzieht sich, nach dem Urteil vieler Fachleute, nichts Geringeres als die Geburt der modernen Poesie.

Hölderlins Werk trifft seit der wissenschaftlichen Erschließung zu Anfang des 20. Jahrhunderts auf ein stetig wachsendes Interesse. Abenteuerliche Theorien über die Ursache seiner Erkrankung – bis hin zu der These des französischen Germanisten Pierre Bertaux, Hölderlin sei in Wirklichkeit ein Jakobiner gewesen, der sich nur verrückt gestellt habe – sowie Filme und Theaterproduktionen, wo immer sich eine Beziehung zu Hölderlin herstellen lässt, machen deutlich, dass sein zerbrochenes Leben die Neugierde und den Wissensdurst der Menschen bis heute entfacht. Aber es gehört auch gesagt, dass in der Zeit des Nationalsozialismus sein Werk (etwa die Ode *Der Tod fürs Vaterland*) in schlimmster Weise missbraucht wurde.

„Überhaupt ist's seit ein paar Wochen ein wenig bunt in meinem Kopf"

Die unerfüllte Liebe zu Susette Gontard, der Gattin eines Frankfurter Bankiers, wird allgemein für die sichtbare Bruchlinie in seinem Leben gehalten. Hölderlin begegnet ihr Ende 1795, als er seine Stelle als Hofmeister der Familie antritt. Von ihrem Wesen verzaubert, erkennt Hölderlin in ihr *Diotima* (im Fragment des Hyperion von 1794 stand noch der Name *Melite*). Der Text hatte gewissermaßen seine eigene Wirklichkeit gefunden. Doch die Liebe ist zum Scheitern verurteilt. Und das nicht allein wegen des Ehemanns. Der sich aristokratisch gebende Bankier geht seinen Geschäften nach, kleinbürgerliche Eifersucht, noch dazu auf einen Bediensteten, als welchen er Hölderlin ansieht, entspricht nicht den Vorstellungen seines Standes. Schlimmer ist, dass Hölderlin über keine finanziellen Mittel verfügt, um Susette ein Leben an seiner Seite zu ermöglichen.
1798 erfolgt die Trennung vom Hause Gontard. Ob dem eine Auseinandersetzung mit dem Bankier vorausging, ist nicht sicher. Hölderlin flüchtet zu seinem Studienfreund Isaac von Sinclair nach Homburg, um Susette nahe zu sein. Weiterhin tauschen sie Briefe aus und sehen sich zuweilen heimlich. Hölderlin ist verzweifelt, er stürzt in eine Krise. Schon als Student hatten bei ihm häufig Phasen der Depression mit wütendem Arbeitseifer gewechselt; jetzt wird ihm eine schwere „Hypochondrie" diagnostiziert.
Aber er lernt auch neue Freunde kennen, die auf eine politische Umwälzung in Württemberg hinarbeiten. Doch ihre Hoffnungen zerschlagen sich. Im Frühjahr 1799 gibt der französische General Jourdan in Stuttgart bekannt, dass er sich mit seinen Soldaten bei Unruhen auf die Seite des Herzogs schlagen werde. Damit schwindet Hölderlins Hoff-

nung, der Dichter einer „Schwäbischen Republik" zu werden. Die Arbeit am *Empedokles*, einem Bühnenstück, das dieses Ereignis feiern sollte, stellt er 1799 ein. Dem Freund Christian Landauer, Tuchhändler in Stuttgart, schreibt er im März 1801: „Überhaupt ist's seit ein paar Wochen ein wenig bunt in meinem Kopf" (s. Anhang).
Zudem scheitert ein Plan, sein Einkommen auf eine gesicherte Grundlage zu stellen. Er hatte vor, eine poetische Monatszeitschrift herauszugeben; seine Briefe an Goethe, Schiller, Schelling, Schlegel, Herder und andere, in denen er um Beiträge bittet, kommen mit abschlägigen Antworten zurück. Seine Mutter drängt ihn, ein Pfarramt zu übernehmen, aber er will nichts davon wissen. Im Januar 1801 tritt er eine Hauslehrerstelle in Hauptwil in der Schweiz an; er bleibt nur drei Monate. Im Herbst erhält er das Angebot, als Hofmeister des hamburgischen Konsuls nach Bordeaux zu gehen. Am 10. Dezember bricht er von Nürtingen auf, am 28. Januar trifft er in Bordeaux ein. Doch bereits am 10. Mai lässt er sich einen Pass nach Straßburg ausstellen, wo er am 7. Juni ankommt. Vier Wochen später erscheint er völlig erschöpft und verstört bei seiner Mutter in Nürtingen. Was in diesen Wochen geschehen ist, lässt sich nur vermuten. Fest steht, dass Hölderlin von der Erkrankung Susette Gontards erfahren hatte und mit einiger Sicherheit war das der Grund, warum er Bordeaux so überstürzt verließ.
Das tradierte Hölderlin-Bild des zarten, feinfühligen Jünglings, der „wie ein Apoll durch das Stift geschritten sei", wie es Christoph Theodor Schwab, sein erster Biograf, formulierte, bedarf einiger Korrekturen. Hölderlin war ja auch ein schöner, kräftiger Mann, 1,75 bis 1,80 Meter groß, mit breiten Schultern. Die meisten seiner Reisen hat er zu Fuß zurückgelegt, nicht selten vierzig, fünfzig Kilometer an einem Tag. Im Januar 1802 wandert er von Lyon aus über die verschneiten Hänge der Auvergne nach Bordeaux: über 600 Kilometer in 19 Tagen. Seiner Mutter schreibt er: „Die letzten Tage bin ich schon in einem schönen Frühling gewandert, aber kurz zuvor, auf den gefürchteten ... Höhen der Auvergne, in Sturm und Wildnis, in eiskalter Nacht und die geladene

Pistole neben mir ... ich grüß' euch wie ein Neugeborner, da ich aus den Lebensgefahren heraus (bin)" (s. Anhang).
Und ebenso wenig war Hölderlin der weltfremde, der „reine" Poet. Im Frühjahr 1795 musste er die Hofmeisterstelle bei Charlotte von Kalb in Waltershausen im Grabfeld aufgeben, weil er mit deren Gesellschafterin, Wilhelmine Kirms, ein Verhältnis hatte. Wenig später bringt diese ein Mädchen zur Welt, das den Namen Louise Agnese erhält. Hölderlin ist vermutlich der Vater.
Am 22. Juni 1802 stirbt Susette Gontard, 33 Jahre alt, in Frankfurt an Röteln. Hölderlin trauert und er macht sich schwere Vorwürfe. Wegen seiner Trennung von Susette glaubt er sich mitschuldig an ihrem Tod. Sinclair, dem Freund aus Homburg, gelingt es, ihn aus Nürtingen loszureißen. Über Stuttgart fahren sie im Juni 1804 nach Homburg, wo Hölderlin zum Hofbibliothekar des Grafen ernannt wird. Sein Gehalt zahlt Sinclair. Als dieser 1805 auf Antrag des Kurfürsten von Württemberg verhaftet wird, weil er mit anderen eine Verschwörung gegen dessen Person geplant haben soll, werden die Ermittlungen gegen Hölderlin nur eingestellt, weil ihm ein Homburger Arzt „Raserei" attestiert. Die Beziehung zu Sinclair, der inzwischen wieder freigelassen ist, wird zusehends schwieriger.
Im August 1806 schreibt Sinclair an Hölderlins Mutter: „Die Veränderungen, die sich leider! mit den Verhältnissen des Herrn LandGrafen (durch die Mediatisierung) zugetragen haben ... nöthigen den Herrn LandGrafen zu Einschränkungen ... Es ist daher nicht mehr möglich, daß mein unglücklicher Freund, dessen Wahnsinn eine sehr hohe Stufe erreicht hat, länger eine Besoldung beziehe u. hier in Homburg bleibe, und ich bin beauftragt Sie zu ersuchen, ihn dahier abhohlen zu lassen. Seine Irrungen haben den Pöbel ... so gegen ihn aufgebracht, daß bei meiner Abwesenheit die ärgsten Mißhandlungen seiner Person zu befürchten stünden, u. daß seine längere Freiheit selbst dem Publicum gefährlich werden könnte, und, da keine solche Anstalten im hiesigen Land sind, es die öffentliche Vorsorge erfordert, ihn von hier zu entfernen" (s. Anhang).

Dialoge und Schweigen

Im September 1806 wird Hölderlin zuerst unter dem Vorwand, Bücher für die landgräfliche Bibliothek zu kaufen, dann schließlich mit Gewalt von Homburg nach Tübingen geschafft, wo man ihn am 14. oder 15. September in die psychiatrische Klinik von Johann Heinrich Ferdinand Autenrieth (1772–1835) einliefert, einem der bekanntesten württembergischen Mediziner seiner Zeit. Spätestens mit diesem Ereignis gilt Hölderlin als wahnsinnig. „Manie, Katatonie, Hebephrenie, Schizophrenie, manisch-depressives Irresein, Schizophasie, Borderline-Syndrom – das sind die wissenschaftlichen Namen einiger Befunde, die seit 1806, besonders aber im 20. Jahrhundert erhoben worden sind (A, S. 343)." Heute spricht man bescheidener davon, dass es Hölderlin nicht gelungen sei, seine poetische, fast religiöse Verbundenheit mit der griechischen Antike mit seiner Lebensrealität in Übereinstimmung zu bringen, und die Zeitschrift „Gehirn & Geist" schildert in ihrer Januar/Februar-Ausgabe 2007 detailreich, wie der „Schattenmann" Hölderlin der Psychiatrie seiner Zeit zum Opfer fiel.

Psychiatrie am Anfang des 19. Jahrhunderts

Durch die Erfolge ihrer Theorien beflügelt, neigten die Wissenschaftler in der Spätaufklärung dazu, die Welt für vollständig erklärbar zu halten. Der Franzose Pierre-Simon Laplace (1749–1827) schlussfolgerte zum Beispiel, dass das Universum *deterministisch* sei. Anhand von wissenschaftlichen Gesetzen könne man, wenn alle Anfangsbedingungen bekannt sind, vorhersagen, was im Universum geschehe. Aber Laplace ging noch weiter, indem er behauptete, auch das Verhalten der Menschen sei durch entsprechende Gesetze *determiniert*.

Unter dem Einfluss eines „mechanistischen" Weltbildes veränderte sich um 1800 auch die Einstellung zu den Geisteskranken. Von Ärzten wie zum Beispiel Christian Reil (1759–1813) in Halle und eben Autenrieth in Tübingen wurden Behandlungskonzepte vorgeschlagen, die unter dem Namen „psychische Kur" bekannt wurden.

Der Pflegefall Hölderlin

„Leitgedanke war dabei die Vorstellung, daß der Geisteskranke seine Vernunft verloren hätte und sie ihm wieder eingepflanzt werden müsse. Um das zu erreichen, gelte es zunächst den Kranken zum Gehorsam zu zwingen; die Mittel dazu waren die Isolation, die Brechung seines Willens durch die Erzeugung von Angst und Furcht sowie die Unterwerfung unter die Autorität des Arztes. Erst danach könne mit der eigentlichen Kur begonnen werden, die aus disziplinierender Arbeit, gymnastischen Übungen und der Anleitung zu einem von starren Regeln bestimmten Verhalten bestand.
In Deutschland gab es seit Anfang des 18. Jahrhunderts kombinierte Zucht-, Werk- und Tollhäuser, in denen Geisteskranke untergebracht wurden, wenn sie nicht in der Familie betreut werden konnten und eine Gefahr für sich selbst und die Allgemeinheit darstellten. In den Tollhäusern lagen Diagnostik und Therapie in der Hand von Ärzten, eine Spezialausbildung im Fach Neurologie und Psychiatrie gab es jedoch nicht. Beide Fächer wurden zum Beispiel an der Tübinger Universität im Rahmen von Vorlesungen über „chronische Erkrankungen" gelehrt. Die tägliche Betreuung der Geisteskranken übernahmen die so genannten „Tollknechte". Es war an der Tagesordnung, daß die Patienten gefesselt, angekettet und mit Stockschlägen traktiert wurden." (s. Anhang)
Die langsam in Gang kommende Industrialisierung verlangte nach immer mehr Arbeitskräften. Den Ärzten fiel verstärkt die Aufgabe zu, die arbeitsfähigen Geisteskranken nach deren Möglichkeiten dem Arbeitsmarkt zuzuführen. Dabei konnten sie sich durchaus als die Sachwalter der Aufklärung fühlen, die die Kunst der Disziplinierung großer Massen in den überfüllten Anstalten, im Interesse der Vernunft als der höchsten Staatsraison, leisteten. Die psychiatrischen Kliniken an den Universitäten waren dagegen privilegiert, weil sie sich im Wesentlichen nur um wissenschaftlich interessante Einzelfälle zu kümmern hatten.
Die Abwanderung eines Teils der ländlichen Bevölkerung in die neu entstehenden Manufakturbetriebe sowie Kinder-

und Frauenarbeit vergrößerten jedoch die Gefahr, dass sich überkommene Bindungen auflösen konnten und Familien nicht mehr in der Lage waren, einen geisteskranken Angehörigen zu versorgen. Die „Nachfrage" nach neuen Anstalten wuchs deshalb stetig. In Württemberg boten sich dafür die 1803/1806 durch die Säkularisation beziehungsweise die Mediatisierung an Württemberg gefallenen katholischen Gebiete mit ihren Klöstern an: zum Beispiel Zwiefalten (königliche Landesirrenanstalt ab 1812), Schussenried (ab 1875) und Weißenau (ab 1892).

Durch die größer werdende Zahl der öffentlich untergebrachten Kranken wurde gleichzeitig deren soziale Stigmatisierung gefördert. In einer Rundfrage des Königlich Württembergischen Ministeriums des Innern von 1833 werden die Oberämter unter anderem nach dem *Nahrungsstand* ihrer Geisteskranken gefragt. Anzugeben war, ob sie „arm, öffentlich zu unterhalten oder nothdürftig aus eigenen Mitteln oder hinreichend aus eigenen Mitteln oder sehr vermögend" sind. Der entsprechende Eintrag für Hölderlin lautete lapidar „Familienstiftung".

Die „Trillmaschine" und schwäbische Sparsamkeit

Im September 1806 wird Hölderlin in die Autenriethsche Klinik eingeliefert. Erst ein Jahr vorher war die alte Tübinger Burse, in der schon Philipp Melanchthon bis zu seiner Berufung nach Wittenberg (1518) gelehrt hatte, zum ersten Tübinger Klinikum umgebaut worden. „Einige der 12 Zimmer waren für die stationäre Behandlung geistes- und gemütskranker Patienten vorgesehen und Hölderlin war einer der ersten. Mittel zur Ruhigstellung und Abstumpfung der ‚Internierten' waren zum Beispiel eine Ledermaske, die nur Augen und Nase freiließ, das Cox'sche Schwungrad, die sogenannte ‚Trillmaschine' (drillen = drehen), die ‚Mundbirne' sowie eine der ersten ‚Elektrisiermaschinen'.

Hölderlins Krankengeschichte ist leider verloren gegangen oder bewusst vernichtet worden. Man weiß also nicht, welche Therapiemöglichkeiten Autenrieth letztlich eingesetzt

Der Pflegefall Hölderlin

hat. Belegt ist, daß die Nötigung zur Bibellektüre (im Rahmen einer moralischen Erziehung) auf Hölderlin sehr schlecht gewirkt haben soll. Es bleibt zu vermuten, dass der Professor, der Hölderlin nach 231 Tagen als unheilbar krank entlässt, sein ‚Latein' angewendet hat, bevor er mit ihm am Ende war. Zudem stellte er dem Dichter die Prognose, dass er höchstens noch drei Jahre zu leben habe." (s. Anhang). Über das, was ihm im Klinikum angetan wurde, hat Hölderlin nie gesprochen, aber wenn ihm später jemand aus diesem Umfeld begegnete, ist er in großen Zorn verfallen.
In das Zimmersche Haus kommt Hölderlin am 3. Mai 1807. Er bezieht im Erker „... eine kleine, aber sehr helle Stube mit Blick über den Neckar ins Steinlachtal hinaus bis zu den bläulichen Silhouetten von Rammert und Schwäbischer Alb ... (B, S. 2)". Der Schreinermeister Ernst Friedrich Zimmer, zwei Jahre jünger als der Dichter und jung verheiratet, war erst kurz zuvor durch Kauf in den Besitz des Hauses gekommen. Zimmer kannte Hölderlin zunächst aus der Literatur; den Briefroman *Hyperion* hatte er nicht nur gelesen, er gefiel ihm auch „ungemein wohl". Als er im Klinikum einige Arbeiten auszuführen hat, lernt er den Dichter auch persönlich kennen. 1835 schreibt er an einen Unbekannten: „... und Bedaurte ihn sehr, daß ein so schönner Herrlicher Geist zu Grund gehen soll. Da im Clinikum nichts weiter mit Hölderlin zu machen war, so machte der Canzler Autenrith mir den Vorschlag Hölderlin in mein Hauß aufzunehmen, er wüßte kein pasenderes Lokal ..." (A 277, S. 200)
In der Jahresrechnung für 1806/07 waren für den „Aufenthalt" Hölderlins in der Klinik 92 Gulden und 24 Kreuzer (A 5) angesetzt worden: 24 Kreuzer pro Tag. Und genau diesen Betrag legte seine Mutter der sogenannten „Familienstiftung" zugrunde, das heißt dem, was sie Ernst Zimmer für die Pflege ihres Sohnes als Tagessatz bezahlte. Die Kosten für Holz und Licht, Wein, Kaffee und Tabak, das Waschen der Leib- und Bettwäsche, den Barbier, wurden Zimmer extra vergütet.
Nach dem Tod der Mutter, 1828, schloss der als Hölderlins

Pfleger eingesetzte Nürtinger Oberamtspfleger Gottfried Israel Burk mit Zimmer „... einen *Accord* über alle bisherigen Leistungen von jährlich 250 Gulden ..." (A 206), zahlbar zu je einem Viertel zu jedem Quartal. Bei Ablösung der Guldenwährung 1873 entsprach ein Gulden etwa 1,71 Mark. Der tägliche Pflegesatz, der unverändert von 1806 bis 1843 gegolten hat, betrug also, wenn man diesen Wert zugrunde legt, 1,17 Mark.

Nachdem 1841 die zweite Auflage des *Hyperion* erschienen war, erhielt der Dichter, so verfügte es sein Halbbruder, Hofrat Karl Gok, der den Vertrag mit dem Stuttgarter Verleger Johann Friedrich Cotta ausgehandelt hatte, dass ihm aus dem Honorar täglich zwei kleine Zwischenmahlzeiten, „... deren er in seinem hohen Alter neben seiner gewöhnlichen Kost wohl bedürfen wird ..." (A 91), gereicht wurden und die pro Tag die Zimmerschen Quartalsrechnungen um 8 Kreuzer oder knapp 23 Pfennige erhöhten.

Hölderlins Mutter hinterließ, als sie am 18. Februar 1828 starb, ein „Aktiv-Vermögen von 18.863 Gulden" (A 184), das sie überwiegend in ihre zweite Ehe eingebracht hatte. Nach einem längeren Erbstreit zwischen dem Halbbruder Karl Gok und den Kindern aus der ersten Ehe, Friedrich (vertreten durch Oberamtspfleger Burk) und Heinrica, erbte Hölderlin 9074 Gulden (A 184), die seine Schwester für ihn verwaltete. Wenn man bedenkt, dass das *Königl. OberFinanz Departement* seit 1806 ein jährliches *Gratial* des Königs (um das seine Mutter, die „Verw[itwete] KammerRath Gokin" [A 2], ersucht hatte) von 150 Gulden zu den Pflegekosten von 250 Gulden beisteuerte, wird klar, dass die Erträge seines Vermögens mehr als ausreichten, um diese Kosten zu decken. Daran änderten auch die zusätzlichen Ausgaben für die Reparatur oder die gelegentliche Neuanschaffung von Kleidung und Schuhwerk nichts.

Seine Schwester Heinrica, die als früh verwitwete „Frau Profeßorin" wie die Mutter in Nürtingen lebte und die die Zimmerschen Abrechnungen immer peinlich genau überprüfte, kam nach dem Tod ihres Bruders in den Besitz eines respektablen Erbes, das auch deshalb „ungeschmälert" war, weil Hölderlin von seiner Familie nie mehr als das Notwendige zugemessen bekommen hatte.

Alltag im „Rundel"

Wilhelm Waiblinger, 1804 in Heilbronn geboren und 1830, mit 26 Jahren, in Rom verstorben, hatte wie Hölderlin im Tübinger Stift Theologie und Philosophie studiert. Der junge Schriftsteller hinterließ Aufzeichnungen über seine Besuche bei Hölderlin, die uns Einblicke in dessen Tagesablauf geben können: „Sein Tag ist äußerst einfach. Des Morgens, besonders zur Sommerzeit ... erhebt er sich vor oder mit der Sonne, und verlässt sogleich das Haus, um im (Garten auf und ab) zu gehen. (Das) währt hie und da vier oder fünf Stunden, so daß er müde wird. Gerne unterhält er sich damit, daß er ein Schnupftuch in die Hand nimmt, und auf die Zaunpfähle ... zuschlägt, oder das Gras ausrauft ... Dabey spricht er immer mit sich selbst, fragt sich und antwortet sich, bald mit Ja, bald mit Nein, häufig mit Beydem ... Alsdann geht er ins Haus und schreitet dort umher. Man bringt ihm sein Essen aufs Zimmer und er speist mit starkem Appetit, liebt auch den Wein, und würde so lange trinken, als man ihm gäbe. Ist er mit dem Essen zu Ende, so kann er keinen Augenblick länger das Geschirr in seinem Zimmer leiden und er stellts sogleich vor die Thürschwelle auf den Boden ..." (A 181, S. 145)

„Tagelang kann er sich mit seinem *Hyperion* beschäftigen. Hundertmal, wenn ich zu ihm kam, hört ich ihn schon außen mit lauter Stimme declamiren ... Womit ich ihn am meisten vergnügte, das war ein hübsches Gartenhaus, das ich auf dem Österberg bewohnte ... (und) wo ich Hölderlin jede Woche einmal hinaufführte ... Ich bemerkte ... daß es besser mit ihm stand, wenn er im Freyen war. Er sprach weniger mit sich selbst ... Er spielt noch richtig Klavier, aber höchst sonderbar ... er verfolgt einen (musikalischen) Gedanken, der kindisch simpel ist, und er kann ihn viele hundertmal hindurchdrehen ... Zudem kommt noch ein

schnelles Aufzucken von Krampf, das ihn nöthigt, manchmal blitzschnell über die Tasten wegzufahren, und das unangenehme Klappen seiner langgewachsenen Nägel. Diese nämlich läßt er sich höchst ungern schneiden ..." (A 181, S. 145–148)"
Die schriftlichen Äußerungen von Ernst Zimmer und später von seiner Tochter Lotte beschränken sich im Wesentlichen auf kurze Kommentare, die sie den Quartalsrechnungen mitgeben. Neben den unverzichtbaren Höflichkeitsfloskeln blitzen immer wieder Bemerkungen auf, die einen unverstellten Blick auf die häuslichen Verhältnisse zulassen.
Am 14. Oktober 1811 schreibt Ernst Zimmer an die „Hochgeehriste Frau Kammerräthe!" „... Gestern bin ich zum erstenmahl mit ihrem Lieben Sohn wieder ausgegangen, derselbe ist seitdem mein Vater seine Zweschen herunter gethan hat nicht mehr aus dem Hauß gekommen, damahls war er auch mit drausen und Lachte recht, wenn mann schüttelte und die zweschten Ihm auf den Kopf fielen. Im heim gehen begegnete uns Professor Konz und grüßte Ihren Sohn, nante ihn Magister (ein Titel, den Hölderlin nicht mochte) ... (beim Verabschieden sagte Konz dann) ... leben Sie recht wohl Herr Biebledekarius das machte Ihren Sohn ganz zufrieden ..." (A 27)
Am 19. Juli 1828 berichtet der Schreinermeister Hölderlins Schwester Heinrica, die nach dem Tod der Mutter für ihren Bruder verantwortlich ist: „Hochgeehrteste Frau Profeßorin. ... Ihr Herr Bruder befindet sich ganz Wohl, steht so wie der Tag graut auf, und spazirt den Öhrn auf, u. ab. biß Abens 7 Uhr, wo er dann zu Nacht speißt, und gleich nach Tisch zu bette geht. Seine körperlichen Kräfte sind noch immer gut auch hat er noch imer einen starken Apedit, in seinem Gesicht Ältert Er etwas, weil Er die vodere Zähne verlohren hat, stehen die Lippen einwärz und daß Kenn hervor ..." (A 188)
Und am 1. November 1828: „Ihr Herr Bruder u. wir alle befinden uns ganz wohl. Er hat diesen Sommer viele Besuche von Fremden und auch von hiesigen Studenten erhalten, unteren andern hat Ihn auch ein Frauenzimmer ... besucht

Der Pflegefall Hölderlin

Sie war schon Ältlich hatte aber ein lebhaftes glänzendes Auge und ein überaus munteres Weßen... Mit den Studenten (die im Haus wohnten) verträgt Er Sich gut, Sie begegnen Ihm auch mit aller Achtung Es geschieht zu weillen das Sie Ihn zu Ihrer Gesellschaft einladen wo Er dann Ihre Commers Lieder mitsingt wie ein Junger Bursch ..." (A 190)

Am 30. Oktober 1829 geht es um warme Strümpfe: „... Gegen winter Strümpfe hat er immer einen wieder Willen, ich will es doch würklich ernstlich versuchen in dahin zu bringen, wollene Strümpfe zu tragen ..." (A 201), schreibt er der Frau Profeßorin. Und am 18. Juli 1834 dem „Hochgeherteste(n) Herr Oberamts Pfleger (Burk) ... Ein Beweiß wie sehr Er noch Musik liebt ist der, wenn unsere 2 Herren die unter Ihm wohnen spielen so macht Er augenbliklich daß Fenster auf und hört Ihnen zu ..." (A 250*)

Aber in einem Brief Ernst Zimmers an einen Unbekannten vom 22. Dezember 1835 findet sich auch dieser Satz: „... Hölderlin kann aber seine Verwanten nicht ausstehen, wenn sie ihn nach langen Jahren besuchen so fahrt er wüthend auf sie ein ..." (A 277, S. 201), „... was die Formelhaftigkeit seiner Briefe an die Mutter, die Schwester und den Halbbruder mitregiert haben dürfte. Worauf der Unmut zurückging, ist nicht sicher auszumachen ... vielleicht kam er zustande, weil (Hölderlin) mutmaßte, daß seine Mutter (die ihn in Tübingen nie besuchte) für die Zwangsunterbringung im Klinikum verantwortlich war ..." (A, S. 351)

Allerdings bemerkte die Mutter schon in ihrem einzigen erhaltenen Brief an ihn vom Oktober 1805: „Vielleicht habe ich dir ohne mein Wissen und Willen Veranlassung gegeben, daß Du empfindlich gegen mich bist." (s. Anhang).

An den Oberamtspfleger Burk geht im Juli 1838 die Quittung für das letzte Quartal mit den Eingangssätzen: „... Ihr Herr Pflegsohn ist ganz wohl, und hat jezt auch in seinem Zimmer, neue Fenster und *Jalousie* Laden bekomen, worüber er aber anfangs Tüchtig geflucht hat. Er hat die gewohnheit oft Nachts wenn ihm ein gedanke im Bett einfält heraus zu fahren ein fenster zu rück zu schieben und den Gedanken

49

der freien Luft mitzutheilen, jezt (geht) es ihm aber... bei der eröffnnug der (neuen) Fenster nicht (mehr) schnell genug wie er es gewohnt (ist) ..." (A 324*)
Den Quartalsabrechnungen sind immer wieder kleine Rechnungen diverser Handwerker beigefügt, die für den Zimmerschen „Pflegsohn" etwas reparieren oder anfertigen müssen. Geht man die Liste der betroffenen Fertigkeiten durch, stellt man überrascht fest, wie engmaschig das Netz der städtischen Wirtschaftsbeziehungen geknüpft ist: Die Weberin stellt das Garn her, der Tuchmacher den Stoff, der Schneider ein Kleidungsstück und die Näherin repariert es; der Kürschner näht eine Zimmerkappe; der Schuhmacher besohlt die Schuhe und der Sattler bezieht das Sofa neu.
Für jeden dieser Aufträge, die meist nur wenige Kreuzer und selten mehr als einige Gulden ausmachen, wird in Nürtingen bei der Frau Profeßorin oder dem Pfleger um das Einverständnis nachgesucht oder wenigstens darüber Rechenschaft abgegeben, auch wenn es sich nur um dringend benötigte Hosenträger handelt.
Ende 1838 stirbt Ernst Zimmer, und seine Tochter Lotte nimmt der Mutter Elisabeth weitgehend die „Kontorarbeiten" ab. Am 4. Februar 1839 schreibt sie an Oberamtspfleger Burk: „... Herrn Bibliothekar ist gegenwärtig sehr unruhig, die Witterung macht einen ungeheuren Einfluß auf ihn, es wechselt alle Tage beynab, oft ist Er ganz ruhig u. still u. wirklich so böß u. unruhig, daß man sich ... wundern muß, wie schnell Er sich ändert, sogar deß Nachts steht er auf u. läuft herum ..." (A 338*)
Am 20. April 1839 berichtet sie dem Oberamtspfleger von der notwendigen Renovierung des Hölderlinschen Erkerzimmers. „... In der Vakanz puzten wir Ihm seine Stube u. sie wurde auch zugleich frisch angestrichen, wo wir Herrn Hölderlin dan in ein Studenten Zimmer einquartirten, Er mußte ungefähr 10 Tage in selbigem verweilen ... es gefiel Ihm da gut besonders weil ein Clavir in diesem Zimmer stand wo Er alle Stund spielte, u. denoch besah Er alle Tage seine Stube u. fragte wenn Sie fertig werde, (als) er dan wieder einziehen konnte, war Er überaus ... zufrieden ... u.

Bedankte sich sehr davor. Es ist uns jedesmal Angst wen wir ein solches Geschäft vornehmen müßen ... indem es immer eine überredungskunst kostet, bis man Ihn darüber gehörig belehrt hat, weil Er gleich mißtrauisch ist u. meint Er müße fort ..." (A 339*)

Der Schwägerin des Dichters, Frau Hofrätin Gok, sendet sie am 24. Mai 1841 ein Zeugnis von Professor Gmelin, das ihr Mann, der Hofrat, verlangt hatte, bevor er endgültig über die zusätzlichen „Zwischenmahlzeiten" (die aus dem Hyperion-Honorar bezahlt werden sollen) entscheiden will. Lotte Zimmer, die die ganze Aktion wohl als unterschwellige Kritik an ihrer Pflege empfindet, versäumt nicht, darauf hinzuweisen, daß der *Pflegsohn* bisher eher besser als nach dem Pflegesatz verköstigt wurde. „... wegen der Kost dürfen Sie überzeugt sein daß es Ihr Herr Schwager gewiß gut hat, einfach bekommt Er das Eßen, aber recht gut wie Er es bedürftig ist ich koche meiner Mutter schon längere Zeit immer etwas besonders wo Er das gleiche bekommt ..." (A 392)

Im Juli 1842 geht in Hölderlins Zimmer ein Fenster zu Bruch. Am 20. Juli schickt Lotte Zimmer dem Oberamtspfleger Zeller (Burk ist seit einem Jahr im Ruhestand) die Quartalsrechnung und bemerkt zu dem Vorfall: „vor einige Tag (hat er ein Fenster) selbst im Zorn hinaus(gestoßen), indem Er das Fenster zu arg zuschlug, wo Er dan im grösten Jammer mich herbey holte, um den Schaden einzusehen, wo ich Ihn dan fragte ob Er es gethan habe, sagte Er nur Er könne es nicht gewiß behaupten Er meine der Wind hätte es gethan, was mich ungemein lächerte (amüsierte) daß Er es geleugnet hat. als das Fenster gemacht war, sagte Er zu mir, Sie sind doch zu gnädig gegen mich, es hat schon manchen Spaß auf solche Art gegeben, weil Er es so sehr zu Herzen nimmt, den wen ihm etwas verbricht (regt er sich sehr darüber auf) ..." (A 431*)

Hölderlins Leben entschied sich auf engstem Raum: Stift, Klinikum und das Erkerzimmer am Neckar lagen nur wenige hundert Meter voneinander entfernt. Wie er einerseits in größten Zorn geriet, wenn ihm auf der Straße jemand aus dem Klinikum begegnete, so wurde er andererseits höchst

misstrauisch gegenüber Veränderungen im Zimmerschen Haus. Immer hatte er die Angst, „fort zu müssen". „Es geschieht mir nichts, es geschieht mir nichts", soll er dann beschwörend vor sich hin geredet haben. Und wirklich hätte der Verlust dieser „Zuflucht" zum endgültigen Verfall seiner labilen Persönlichkeit führen können.
Die liebevolle Aufnahme durch die Zimmersche Familie war ein Glücksfall für Hölderlin, auch wenn einem dieses Wort vor dem Hintergrund seiner Lebensgeschichte etwas zögerlich über die Lippen kommt. Das geräumige Haus am Nekkar war kein Kerker, sondern ein „helles und geräuschvolles Haus, das von spielenden, lernenden, musizierenden Kindern, arbeitenden Tischler(gesellen) sowie den ein- und ausgehenden studentischen Untermietern belebt war." (B, S. 4) Vermutlich Ende 1826, Anfang 1827 schreibt er an seine Schwester: „... Herrn Zimmers unterrichtender Umgang und aufmunternde Güte gegen mich ist mir ein großer Vortheil ..." (A 173)
Der Schreinermeister Ernst Zimmer war ja nicht nur ein „gestandener" Handwerker, der sich selbst wohl zu jenem Bürgertum gezählt hätte, das sich anschickte, dem württembergischen Staatswesen seinen Stempel aufzudrücken, er hatte den *Hyperion* gelesen und er wusste, dass es neben dem Kampf um das tägliche Brot auch noch geistige Erquickungen gab. Zudem war die häusliche Pflege von kranken Angehörigen Teil des christlich geprägten bürgerlichen Lebens der Zeit. Als Zimmer 1838 starb, unterstützte seine Tochter Lotte bereitwillig ihre Mutter bei der Pflege des verwirrten Dichters, den sie wohl von klein auf (bei ihrer Geburt war Hölderlin schon sechs Jahre im Hause) als ein Mitglied der Familie betrachtet hatte.

Buonarotti, Scardanelli und andere

Wenn sich Ernst Zimmer auch unempfindlich zeigte gegenüber den therapeutischen „Empfehlungen" der Psychiatrie seiner Zeit, wusste er doch, dass Hölderlin „... früher oft rasend war, daß Blut ihm so in den Kopf stieg, dass er oft

ziegelroth aussah und dan alles Beleidigte was ihm ingegen kam ..." (A 277, S. 201) Im Tagesablauf eines schwäbischen Handwerkerhaushalts war das nur schwer unterzubringen. Wilhelm Waiblinger schreibt dazu: „... In der ersten Zeit ... hatte er noch viele Anfälle von Raserey und Wuth, sodaß (Zimmer) nöthig hatte, seine derbe Faust anzuwenden und dem Wüthenden tüchtig mit Schlägen zu imponiren. Einmal jagte (Hölderlin) ihm seine sämmtlichen Gesellen aus dem Hause und schloß die Thüre..." (A 181, S. 144) Andererseits schreibt Zimmer am 19. April 1812 an Hölderlins Mutter: „...Sein dichterischer Geist zeigt Sich noch immer thätig, so sah er bey mir eine Zeichnung von einem Tempel Er sagte mir ich solte einen von Holz so machen, ich versetze Ihm darauf daß ich um Brod arbeiten müße, ich sey nicht so glüklich so in Philosofischer ruhe zu leben wie Er, gleich versetzte Er, Ach ich bin doch nur ein armer Mensch, und in der nehmlichen Minute schrieb Er mir folgenden Vers:
Die Linien des Lebens sind verschieden
Wie Wege sind, und wie der Berge Grenzen.
Was hier wir sind, kann dort ein Gott ergänzen
Mit Harmonien und ewigem Lohn und Frieden." (A 28)
Christoph Theodor Schwab (1821–1883), der Sohn von Gustav Schwab, hatte Hölderlin zwischen 1841 und 1843 öfters besucht. Von ihm erschien 1846 die erste Biografie des Dichters. In einem Entwurf dazu heißt es 1842: „... Was einem anfangs am sonderbarsten entgegentritt, das sind die seltsamen Titel, womit er Jedermann anredet: *Euer Majestät*, *Euer Heiligkeit ... gnädigster Herr Baron*. Diese ... Anreden beruhen auf keiner fixen Idee ..., daß er sich etwa einbildete, mit Königen u. anderen Großen umzugehen, sondern es sind Formeln einer launenhaft übertriebenen Höflichkeit ... Den Namen Hölderlin will er durchaus nicht haben ... er nennt sich ... *Buonarotti, S(c)ar(d)anelli, (Scaliger, Rosa, Killalusimeno) ..."* (A 417, S. 278, 279)
Häufig und gerne bildete Hölderlin neue sonderbare Worte „wie „pallaksch", was für ihn ja und nein zugleich bedeutete; schöne Blumensträuße erschienen ihm „prachtasiatisch"; und als ihm der Altphilologe Konz einmal Arbeitsproben

Dialoge und Schweigen

einer Übersetzung von Tragödien des Sophokles (Hölderlins eigene Übersetzung war 1804 erschienen) vorlegte, soll er auf die griechischen Schriftzeichen gezeigt und gesagt haben: „Das versteh ich nicht. Das ist ‚Kamalattasprache'" (s. Anhang)
In seinem Nachwort zu „Hölderlin – Der Pflegsohn" bemerkt Gregor Wittkop, „... Dass der Kranke die Titulaturen (die er laut Waiblinger auch den Angehörigen der Familie Zimmer verlieh) selbst nicht für wirklich nahm, bezeugen die Briefe an (seine Mutter), in denen regelmäßig von Herrn oder Frau Zimmer die Rede ist. Komplizierter mag es um die Pseudonyme ... bestellt gewesen sein, mit denen Hölderlin anstelle seines bürgerlichen Namens angeredet werden wollte. Ebenso wie die Wut über den Gebrauch seines akademischen Titels „Magister", könnte (diese Weigerung)... darauf hindeuten, dass (er) mit jenem Magister Friedrich Hölderlin, der gedemütigt, entmündigt und interniert werden konnte und dessen Gedichte von anderen herausgegeben wurden, nicht verwechselt sein wollte ..." (A, S. 351) Die Briefe an Mutter und Schwester hat er allerdings immer mit seinem richtigen Namen unterzeichnet.
In den Texten von Ernst und Lotte Zimmer geht es verständlicherweise nie um die Krankheit Hölderlins als „abstrakten Begriff". Beide berichten davon, wie es dem „Pflegsohn" körperlich und seelisch an einem bestimmten Tag, in einer bestimmten Woche, im Frühjahr, im Winter, bei großer Hitze und schlechtem Wetter geht.
Am 19. April 1812 schreibt Ernst Zimmer an die Mutter des Dichters: „... Vor ohngefähr 10 tagen war Er aber des Nachts sehr unruhig und lief in meiner Werkstatt umher, und sprach in der grösten heftigkeit mit Sich selbst, ich stund auf und fragte ihn was ihm fehle ... (Er sagte) Sie alle können ruhig seyn, ich thue niemand nichts ... Morgens wurde Er dann ruhig, bekam aber große innerliche Hize und Durst ... und einen Durchlauf dazu, Er wurde dadurch so schwach das Er im Bett bleiben mußte ... Den 2ten Tag noch stärkere Hize und Durst, nachher einen so starken Schweiß das das Bett und alles was Er anhatte ganz durch-

näßt wurde, diß daurte noch einige Tage so fort, denn bekam Er einen Ausschlag am Mund ... Jetzt ist Er wieder den ganzen Tag auser dem Bette ... Das merkwürdigste dabey ist, das Er seit jener Nacht keine Spur von Unruhe mehr hatte sonst hatte Er doch wenigstens alleander Tag eine Unruhige Stunde ..." (A 28)

Lotte Zimmer berichtet am 15. Oktober 1839 dem Oberamtspfleger Burk: „... Herr Hölderlin befindet sich gegenwärtig wohl, und zuweilen sehr unruhig. Wir sind wirklich auch in Verlegenheit mit Herrn Hölderlin seine Hemder ... Sie können sich keinen Begriff machen wie Er die Hemmder verreißt vielmehr als Leute welche streng arbeiten, Er hat die Hände immer in den Aermel u. spielt (da)mit ..." (A 344*)

Dazu schreibt Gregor Wittkop in seinem Nachwort: „Wenigstens einige Punkte (einer) älteren Diagnose ... müssen dank der Neufunde (die 1992 im Nürtinger Stadtarchiv gemacht wurden) nun jedoch als gesichert bestätigt gelten, darunter die „starke motorische Unruhe, Paroxysmen, Anfälle von Wut und Raserei" und die „Äußerungen einer ‚unheimlichen' Angst vor allem Unvertrauten ..." Nicht allein die Schuhmacherrechnungen, die einen unglaublichen Verschleiß an Schuhwerk nachweisen, bekräftigen die anhaltende motorische Unruhe des kranken Mannes, sondern auch die Bemerkung Lotte Zimmers (in ihrem oben zitierten Brief über den Hemdenverschleiß des Dichters) ..." (A, S. 352)

Im April 1842 schreibt Lotte Zimmer an Oberamtspfleger Zeller, dem Nachfolger von Burk: „... Ihr Herr Pflegsohn hat sich vor einige Tage *sehr* unwohl befunden, ist aber jezt schon wieder beßer, wo ich gleich zu Herr Profeßor Gmelin ging, u. dieser Ihn besuchte, verschrieb Ihm aber nichts, Er hatte einen starken Charthar u. Nasen bluten, wo Herr Profeßor sagte dieß bluten wäre sehr gut vor Ihn gewesen, wir müßen Ihn im Eßen u. trinken sehr in Acht nehmen, Er hatte auch Hitz wo ich Ihm gleich Limonat anstatt Wein gab, welches Ihm dan sehr gut bekam ..." (A 422*)

In den späten Abendstunden des 7. Juni 1843, um 10.45 Uhr, stirbt Friedrich Hölderlin im Alter von 73 Jahren, 2 Monaten und 8 Tagen an Lungen-Lähmung, so ist es im Totenbuch

der Tübinger Stiftskirche eingetragen (A 471)
Lotte Zimmer schreibt noch in der Nacht an Karl Gok, den Halbbruder des Verstorbenen: „Hochzuverehrender Herr Hofrath Ich nehme mir die Ehre Ihnen die sehr traurige Botschaft zu ertheilen von dem sanften Hinscheiden Ihres geliebten Herrn Bruders, seit einige Tage hatte Er einen Chartharr u. wir bemerkten eine besondre Schwäche an Ihm wo ich dann zu Profeßor Gmelin ging u. Er eine Arznei bekam spielte diesen Abend noch u. aß in unserem Zimmer zu Nacht nun ging Er ins Bett mußte aber wieder aufstehen u. sagte zu mir Er könne vor Bangigkeit nicht im Bett bleiben nun sprach ich Ihm doch zu u. ging nicht von der Seite ... es wurde Ihm aber immer banger ..." (A 470)
Aus dem Sektionsbericht von Dr. Rapp: „*Hoelderlin* starb, ohne daß er etwas geklagt hätte, mit Ausnahme einer schweren Respiration (Atmung). Die Schädelknochen waren ziemlich dick, wenig Diploe (poröse Substanz zwischen den zwei Knochenplatten des Schädels); die Schädelhöhle geräumig, besonders breit; die *impressiones digitatae* (Vertiefungen an der Innenfläche des knöchernen Schädels) auf der *basis cranii* (Schädelbasis) waren sehr stark. Die Hirnhäute in unverändertem Zustand; kein Erguß auf der Oberfläche des Gehirns; die Consistenz des Gehirns ziemlich fest ... Beide Säcke der Pleure (Brustfell, hüllt unter anderem die Lunge ein) enthielten wohl 4 lt Wasser zusammen. Die Oberfläche des Herzes war mit weichen Pseudomembranen bedeckt; im Herzbeutel kein Wasser. Die *valvulae sigmoideae* (kleine Klappen) am Ursprung der Aorta waren vollständig verknöchert, sie bildeten einen zusammenhängenden knöchernen, unregelmäßigen Ring ... Die Milz von mittlerer Größe war auf ihrer ganzen Oberfläche mit dicken, kartalaginosen (knorpeligen) Flecken bedeckt. Auf der rechten Seite eine *hydrocele* (Ansammlung seröser Flüssigkeit) in der Größe einer Faust ..." (A 483)
Wer von dem nüchternen Sektionsbefund des Arztes eine Aufklärung des Falles erwartet und mit monströsen Entdeckungen unter der Schädeldecke des Dichters gerechnet hatte, der musste sich getäuscht sehen. Sein Gehirn wies

keine „Abnormitäten" auf, höchstens könnten die starken *impressiones digitatae* auf einen erhöhten Hirndruck hinweisen. Es spricht vielmehr einiges dafür, dass Friedrich Hölderlin an Herzinsuffizienz gestorben ist. Die Verknöcherung der *valvulae sigmoideae* sowie die Ödeme im Brustraum und im Unterbauch deuten darauf hin (s. Anhang).

Nachgelassenes von der „Jungfer Lotte"

„Von den sechs Kindern, die Elisabetha Zimmer zur Welt bringt, überleben nur drei: Christiane ist vier Jahre alt, als Hölderlin ins Haus kommt, ihr Bruder Christian noch ein Säugling, Lotte wird 1813 geboren, da ist die Mutter schon 39 Jahre alt. Christian schafft es bis zum Vikar, wandert dann aber hochverschuldet nach Amerika aus. Einige Jahre später gilt er als verschollen. Christiane heiratet 1841 einen Pfarrer und zieht mit ihm nach Hirschlanden. Es bleiben Lotte mit ihrer Mutter und Hölderlin zurück. Seit dem Tod Ernst Zimmers (1838) bestritten die Frauen ihren Lebensunterhalt durch die Zimmervermietung an Studenten.
Lotte Zimmer erlebt den alten, sich von der Außenwelt distanzierenden Dichter täglich in der intimen Welt des Hauses. Sie darf ihn, der seine Texte nun mit Pseudonymen zeichnet, bei seinem bürgerlichen Namen nennen. Und sie ist die einzige Briefschreiberin, für die Hölderlin ein „Herr" bleibt: er ist „Herr Hölderlin", „Herr Pflegsohn" oder der „Herr Bibliothekarius". Sie vermittelt zwischen neugierigen Besuchern und dem verschlossenen Dichter, bewahrt ihn vor fremder Zudringlichkeit und schützt die Gäste vor seiner spontanen Wut.
Aber sie nimmt den Dichter auch als jemanden, der manchmal toben muss. Am 30. August 1842 schreibt sie an den Oberamtspfleger Zeller: „... die Hitze hat Ihm auch oft zu schaffen gemacht, da Er oft so bös wurde, daß man Ihm abwehren mußte, wo Er meine Mutter (die schwer gliederkrank war) nachdem sie Ihm abwehrte, ganz sanft am Arm nahm ... u. sagte Er mache gewiss keinen Lärmen u. es war (doch) so bedeutend daß Er die Seßel in der Stube herum-

warf, was Er aber im andern Augenblik nicht mehr wißen wollte, sonst ist Er aber ganz ordentlich, wir fürchten Ihn auch gar nicht, wenn er so tobt, weil wir es schon gewöhnt sind, man muß oft wo man traurig sein solte, noch genug ob Ihm lachen ..." (A 435*)
Nach dem Tod der Mutter im April 1849 erbt Lotte Zimmer das „Wohnhaus samt Hof und Gärtle ... um den Anschlag von 5.000 Gulden ... Dieses Haus ... hat einen höheren Werth; den Merwerth verschaffe ich aber meiner Tochter (Charlotte) als Voraus zur Belohnung für ihre bisherigen treuen Dienstleistungen während meiner schon viele Jahre andauernden kränklichen Zustände ..." Allerdings war die Mutter, die den überschuldeten Sohn unterstützt hatte, selbst mit 2400 Gulden verschuldet. Es gelingt der gutbeleumundeten Lotte, die Gläubiger zu vertrösten; sie vermietet weiter Zimmer an Studenten und lebt mit ihnen im ererbten Haus als „Hausjungfer Lotte". Später verlässt sie Tübingen und wohnt bei ihrer Schwester in Altburg bei Calw, dann in Balingen. (C, S. 16, 25–28)."
Am 13. März 1870 schreibt sie von dort an Christoph Theodor Schwab, der sie in den Geburtsort Hölderlins, nach Lauffen am Neckar, eingeladen hatte, wo man den 100. Geburtstag des Dichters feiern will: „... ich würde auch gewiß herzlich gerne kommen, da ich mich immer lebhaft u. mit Freude freilich zugleich auch mit viel Wehmuth an die Zeit zurück denke da ich die Pflegerin deß unglücklichen Dichters sein durfte ... leider aber sind meine Gesundheits Umstände derart seit einiger Zeit, daß ich nicht wagen könnte eine so weite Reise zu unter nehmen, da ich mit einem Reimatismuß im Fuß behaftet bin ..." (C, S. 21)
Am 7. November 1879 stirbt Lotte Zimmer in Tübingen, wohin sie wieder zurückgekehrt war. Im „Inventarium über die zurückgelaßene Fahrniß ..." der 66-jährigen Lotte Zimmer, ledig, werden aufgeführt: Bargeld und Schmuck im Wert von rund 50 Mark. An Büchern: 1 Biebel, Gesangbuch, Gebetbücher; 2 Mark wert ... Dazu Kleider, Unterwäsche, Socken und Bettzeug, einige Möbel, Besteck, alles zusammen auf 384 Mark und 86 Pfennig veranschlagt. Nach ande-

ren Papieren aus derselben Akte besaß die Verstorbene weitere 4200 Mark sowie 900 Gulden, die sie gegen einen Zins von 4½ bzw. 4% an einen gewissen Daxer (der wegen verschiedener Durchstechereien in Gant, also in Schuldhaft saß) verliehen hatte ..." (nach B, S. 6, 7)

Heute erinnert das „Lotte-Zimmer-Haus" in Tübingen, eine Einrichtung des „Freundeskreises der beschützenden Werk- und Heimstätte für Behinderte e.V. Gomaringen", an diese bemerkenswerte Frau aus dem schwäbischen Bürger- und Handwerkermilieu des 19. Jahrhunderts.

Summa practica

Die Theorien Professor Ferdinand Autenrieths haben Hölderlin nicht lange überlebt, dann sind sie als wissenschaftlich überholt beiseitegelegt worden. Ziehen wir den richtigen Schluss daraus, nämlich dass die Wahrheit immer nur eine relative ist.

Krallen wir uns also nicht starrköpfig und wider besseres Wissen an den eigenen Ansichten fest; es gibt nichts Schöneres als etwas dazuzulernen. Und im Umgang mit Kindern, Partnern, Alten, Kranken nützen Theorie-Sprechblasen gar nichts.

„Es fehlt den Leuten nichts, denn das sie nie eine Kreatur recht angesehen haben", hat Luther einmal geschrieben. Der Schreinermeister Ernst Zimmer und vor allem seine Tochter Lotte haben mit ihrer Lebenspraxis gezeigt, dass sie in diesem Punkt kaum Defizite aufzuweisen hatten.

Peter Rhein

Dialoge und Schweigen

Verwendete Literatur, Quellenvermerke und Hinweise:

(A) Gregor Wittkop (Hrsg.), „Hölderlin – Der Pflegsohn", Texte und Dokumente 1806–1843 mit den neu entdeckten Nürtinger Pflegschaftsakten, Verlag J. B. Metzler, Stuttgart, Weimar, 1993. (Die Belege sind von 1 bis 502 durchnummeriert, die neuen Nürtinger Akten mit einem * versehen – am Ende der verwendeten Zitate wird in Klammern mit einer Ziffer hinter dem „A" auf den entsprechenden Beleg verwiesen)
(B) Gregor Wittkop, „Hölderlins Tisch aus Tübingen", Herausgegeben von Heike Gfrereis, Ulrich Ott, Thomas Scheufelen, Deutsche Schillergesellschaft Marbach, 2003
(C) „Von der Realität des Lebens" – Hir das Blatt, Nachrichten aus dem Alltag mit Friedrich Hölderlin mitgeteilt von Lotte Zimmer, zusammengestellt von Angelika Overath und Gregor Wittkop, Friedenauer Presse, 1997

Der Abschnitt „Überhaupt ist's seit ein paar Wochen ein wenig bunt im meinem Kopf …" wurde zum Teil mit Hilfe der Internetseite www.xlibris.de erstellt. Auch der zitierte Ausschnitt aus dem Brief Hölderlins vom Januar 1802 an seine Mutter fand sich dort.

Das Zitat aus dem Brief Sinclairs an Hölderlins Mutter wurde der Internetseite www.hoelderlin.de entnommen.

Der Abschnitt über die „Psychiatrie am Anfang des 19. Jahrhunderts" sowie der erste Absatz von „Alltag im ‚Rundel'" wurden zum Teil mit Hilfe eines Artikels über Medizingeschichte, „Die psychische Kur um 1800" aus der Zeitschrift „Lautsprecher – Zeitung für Psychiatrie-Erfahrene NRW", 10/2005, erstellt.

Die Zitate aus den Briefen Hölderlins vom März 1801 an seinen Freund Landauer sowie vom Oktober 1805 an seine Mutter wurden dem Artikel „Der Schattenmann", Zeitschrift „Gehirn & Geist", Ausgabe 1/2 – 2007, entnommen.

Die Beispiele für die Wortschöpfungslust Hölderlins sind dem Artikel von Kurt Oesterle, „Die Linien des Lebens sind verschieden", für die Süddeutsche Zeitung, Februar 2007, entnommen.

Der erste Band des Briefromans *Hyperion* erschien 1797 bei Cotta, der zweite 1799; eine zweite Auflage des Romans kam 1822 heraus. Die „Nachtgesänge" umfassen neun Gedichte, die im „Taschenbuch für das Jahr 1805" gesammelt erschienen sind. Später wurden diese Gedichte oft nicht mehr zusammen abgedruckt.

Die Bewertung des Hölderlinschen Sektionsberichts hat freundlicherweise der Allgemeinmediziner Paul Lederer, Radolfzell, beigesteuert.

Grenzen und Wege

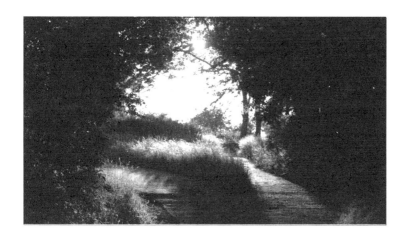

Das Leben umbauen

Der 6. Mai 1996 war der erste warme Sommertag in diesem Jahr. Er sollte der schlimmste Tag für unsere Familie werden.
Mein Mann, gerade 53 Jahre alt, stellvertretender Schulleiter eines Gymnasiums, bekommt am Abend aus heiterem Himmel zu Hause einen Herzinfarkt mit Kammerflimmern und Herzstillstand. Er wird vom anwesenden Hausarzt mit Mund-zu-Mund-Beatmung und anschließend vom Notarztteam ungefähr eineinhalb Stunden lang mit Elektroschocks reanimiert. Meine jüngste Tochter und ich sind bei der Reanimation die ganze Zeit anwesend. Wir sind entsetzt und schockiert.
Mein Mann war in 30-jähriger Ehe keinen Tag krank, hatte keinerlei Risikofaktoren und war schlank und sportlich.
Im Krankenhaus in der Intensivstation wird noch ein septischer Schock (Blutvergiftung) mit Multiorganversagen festgestellt, ausgelöst durch den langen Sauerstoffmangel, bei dem Darmbakterien ins Blut übergegangen sind. Er wird ins künstliche Koma gelegt. Die Ärzte geben uns keinerlei Hoffnung. Zwei Tage später hat er einen erneuten Herzstillstand und wird nochmals reanimiert. Anschließend kommt er an die Dialyse, da die Nieren durch die Sepsis nicht mehr funktionieren.
Nach einer Woche, die er überraschenderweise überlebt, geht das Dialysegerät der Klinik kaputt, er wird mit dem Notarzt an eine größere Klinik verlegt. Auch die Ärzte dieser Klinik geben uns keine Hoffnung. Meine Familie und ich sind jeden Tag bei ihm in der Intensivstation. Wir sprechen mit ihm und setzen ihm den Walkman mit seinen Lieblingsliedern auf. Vielleicht dringt doch etwas zu ihm durch und er kann uns hören. Man weiß es ja nicht. Nach wie vor geben uns die Ärzte keine Hoffnung mehr und bereiten uns auf das Schlimmste vor. Er muss weiterhin an das Dialysegerät.

Nach drei Wochen im Koma geht die Sepsis wie durch ein Wunder dann doch zurück und die Ärzte lassen ihn langsam aufwachen. Sie bereiten uns auf das nun kommende sogenannte Durchgangssyndrom vor, das ganz schlimm werden soll. In der Aufwachphase spricht mein Mann einzelne Wörter, bewegt kurz Hände und Beine. Wir schöpfen zum ersten Mal Hoffnung. Jedoch stellt man beim vollständigen Erwachen dann doch schwere Hirnschäden und einen totalen Verlust des Gedächtnisses fest.

Nach seiner Verlegung auf eine normale urologische Station, die mit einem solchen Fall total überfordert ist, beginnt für die nächsten Wochen eine schlimme Zeit, die geprägt ist von Aggressivität, Schreien und Unruhe. Er erkennt weder seine Familie noch seine Umgebung. Die Nieren haben ihre Funktion inzwischen wieder aufgenommen. Da er das Essen und Trinken verweigert, wird ihm eine Magensonde durch die Nase gelegt, die er aber ständig wieder zieht. Um dies zu verhindern, was nicht immer gelingt, bin ich mit meiner Familie täglich bei ihm. Die verordnete Krankengymnastin kann ihn nicht behandeln, da er durch die Reanimation viele Rippen gebrochen und wahnsinnige Schmerzen hat.

Was sollen wir bloß tun? Kein Arzt kann eine Prognose abgeben und uns weiterhelfen.

Wie soll es nur weitergehen? Wir versuchen, ihn mit Musik zu unterhalten, und merken bald, dass er Spaß daran hat und mitzusingen beginnt. Mit der Zeit erkennt er einzelne Buchstaben. Wir hängen für ihn Plakate an die Wand, um mit ihm die bekannten Wörter zu lesen, die er dann immer wieder laut nachspricht und dann selbstständig liest.

All die Wochen sind von Unruhe, Angst und Aggressivität geprägt. Mittags setzen wir ihn öfters in den Rollstuhl und fahren mit ihm in den Garten. Dort hat er große Angst vor den vielen Menschen und Eindrücken, da er ja nichts mehr wiedererkennt. Die Ärzte versuchen vergeblich, ihn in einer Neurologischen Reha anzumelden. Patienten, die Tag und Nacht unruhig sind, schreien und ständige Betreuung benötigen, werden nicht angenommen. Schließlich erklärt sich eine Reha im Rheintal doch bereit, ihn aufzunehmen. Wir

Das Leben umbauen

fahren voller Hoffnung dorthin. Aber die Fahrt im Krankenwagen wird dramatisch und fast zum Albtraum. Mein Mann kommt so sehr in Panik, dass er mehrmals auf der Autobahn mit Spritzen beruhigt werden muss.
Das Personal in der Reha hat, wie man uns erzählt, so einen Fall noch nie gehabt, und schon in der zweiten Nacht wird er in eine weiter entfernte Psychiatrische Klinik verlegt, da er die Sonde gezogen und geschrien hat. Wenn nicht einmal eine Neurologie damit klarkommt – wer dann? Ich bin verzweifelt. Was soll man denn in einer Psychiatrie mit ihm anfangen?
Mit allem Gepäck fahre ich im Zug in die Psychiatrie, wo mir erklärt wird, dass mein Mann auf keinen Fall hierher gehöre. Die Sanitäter sind gerade dabei, ihn wieder in die erste Klinik zurückzubringen, die die Weiterbetreuung zusichern musste. Ich bin froh, mitfahren zu können. Diesmal verläuft die Fahrt ruhig, da er gleich am Anfang eine starke Beruhigungsspritze bekommt. Die Schwestern sind sichtlich überrascht, ihn so schnell wiederzusehen, da sie froh waren, diesen schweren Fall los zu haben. Nun sollte er nochmals drei Wochen auf dieser Station verbringen.
Doch erstaunlicherweise wird er jetzt ruhiger und zugänglicher. Ich bitte den Arzt, mit dem erneuten Legen der Magensonde noch zu warten, und ich habe Erfolg. Ich halte ihm ein Stück Fleischkäse unter die Nase, und er beißt tatsächlich zu und isst das ganze Stück auf, und das nach acht Wochen Astronautenkost! Der aufsteigende Duft hat vielleicht Erinnerungen von früher in ihm geweckt. Ab jetzt beginnt er zu essen und zu trinken, nach acht Wochen! Zum Glück ist die Sonde endlich weg! Die Krankengymnastin kommt jetzt auch wieder und versucht ihn zu bewegen. Die Muskeln sind ja nach so langer Zeit des Liegens erschlafft. Tatsächlich gelingt es, ihn in der nächsten Zeit zu mobilisieren. Er lernt wieder gehen. Ein Riesenerfolg, als er am Arm des Therapeuten langsam und wackelig über den Flur läuft. Wieder ein großer Schritt nach vorne!
Nach elf Wochen Krankenhaus legen uns die Ärzte nahe, meinen Mann in einem Heim unterzubringen, da ich angeb-

lich die Pflege zu Hause nicht übernehmen könne, ohne selbst krank zu werden – womit sie, im Nachhinein gesehen, recht hatten. Nach vielen Gesprächen mit der Familie und schlaflosen Nächten entschließe ich mich, ihn nach Hause zu holen, um einfach einmal zu probieren, ob ich es schaffe. Wir ahnen damals nicht, dass nun sechs Jahre der Pflege vor uns liegen sollten. Wir holen ihn mit dem Auto ab, er hat große Angst und Panik. Unser Haus, in dem er viel mitgebaut hat, erkennt er nicht mehr. Ich hänge an alle Gegenstände Zettel mit den Namen in der Hoffnung, dass die Erinnerung zurückkommt. Langsam bekommen wir einen Tagesrhythmus zustande. Er ist sehr unruhig und läuft den ganzen Tag durch die Wohnung. Da er Musik liebt und das Musikzentrum im Gehirn offensichtlich keinen Schaden genommen hat, versuche ich es mit seiner Lieblingsmusik unter Kopfhörern. Er singt gerne und oft mit.

Öfters bekommt er Besuch von Verwandten und Freunden, erkennt aber leider noch niemanden. Er muss gewaschen, rasiert und angezogen werden, da er total hilflos ist und nicht weiß, was er machen soll. Wenigstens kann er alleine essen, und das inzwischen sehr gerne. Der Tag-Nacht-Rhythmus ist nach wie vor gestört, und so wandert er öfters die ganze Nacht umher und schreit auch oft vor lauter Angst. Zum Glück wohnen wir alleine. Nun überlege ich, was ich alles mit ihm machen könnte, um ihn zu fördern. Als frühere Erzieherin kommt mir mein Beruf zugute. Da ich noch alle Spielsachen im Haus habe, versuche ich ihn mit Kindergartenmaterial zu beschäftigen. Wir bauen mit Lego, machen Perlenketten, würfeln, malen, schneiden aus oder machen Memory mit wenig Kärtchen. Wir üben Farben und Formen zu erkennen und versuchen ein bisschen zu rechnen. Ich lasse ihn jeden Tag Wörter schreiben, die er in wirrer Schrift mühsam und mit vielen Fehlern schreibt. Er kann auch ein bisschen lesen, versteht aber den Sinn des Inhalts nicht.

Der öfters fällige Arztbesuch beim Kardiologen ist jedes Mal äußerst schwierig. Es kann sein, dass mein Mann schon auf dem Weg dorthin in der Stadt ausrastet und schreit. Dann auch noch der Ergometer, auf dem er bemerkt, es sei ein Idiotenfahrrad, das nicht fährt. Es ist jedes Mal eine Tortur für ihn und für den Arzt. Durch die bewundernswerte Geduld des Arztes ist in all den Jahren doch eine Besserung gelungen. Auch eine Wurzelbehandlung beim Zahnarzt erweist sich als schwieriges Unterfangen. Aber auch dies gelingt schließlich.

Ende September verschlechtert sich der Gesundheitszustand meines Mannes zusehends, was uns beunruhigt. Es beginnt die schlimmste Phase, die monatelang anhalten soll. Ständig wird er unruhiger, schreit sehr oft und ist Tag und Nacht unterwegs. Er beißt nachts in Bananen und Orangen mit Schale, da er ja nicht weiß, dass man sie schälen muss. Überall trägt er Sachen herum und legt sie irgendwo wieder ab, wirft Gegenstände in die Toilette oder schreit schlimme Ausdrücke. An Schlaf ist bei mir nicht zu denken. Dann komme ich oft an meine Grenzen und denke über eine Heimunterbringung nach. Wie soll es bloß weitergehen?

Nach einiger Zeit wird dann bei einer Blutuntersuchung festgestellt, dass er als Nebenwirkung des Herzmittels „Cordarex" eine starke Überfunktion der Schilddrüse bekommen hat und dadurch die erneute starke Unruhe entstanden ist. Es wird immer schlimmer! Ich suche Rat in einer neurologischen Klinik in der Nähe, aber auch sie will diesen Fall nicht aufnehmen und speist mich mit „Haldol" ab. Durch dieses Mittel wird aber alles noch schlimmer, und auch die Neuroleptika eines Psychiaters verschlimmern alles noch mehr. Er würde ihn jederzeit in die Klinik aufnehmen, aber mir ist klar, dass sie ihn dort auch nur mit Beruhigungsmitteln ruhigstellen. Das will ich einfach nicht. Ich entschließe mich, so gut es geht weiterzumachen, auch wenn ich eigentlich an meiner Grenze angekommen bin. Ab und zu gehe ich in ein Konzert, in die Stadt oder zum Walking, um neue Kraft zu schöpfen. In dieser Zeit wird mein Mann von einer Freundin, Nachbarn oder von Familienmitgliedern betreut.

Im Frühjahr 1997 wird sein Zustand langsam besser. Er wird zusehends ruhiger und zugänglicher. Ich kann wieder mit ihm arbeiten und lasse mir neue Beschäftigungen einfallen. Er liebt seine Didakta-Kinderpuzzles. Ich beschrifte den Karton mit den Namen der Puzzleteile, so kann er die Teile, die er lesen kann, selbst finden und hat somit große Erfolgserlebnisse, die ihm sehr guttun. Da er Musik so liebt, kaufe ich ihm immer die neuesten Hits der deutschen Volksmusik, die er begeistert anhört. Laut singt er unter dem Kopfhörer mit. Solche Art von Musik hätte ihm früher nie gefallen. Da er früher selten gesungen hat, lernen wir nun alle seine wunderschöne, kraftvolle Stimme kennen. Auch von „Hannes und der Bürgermeister" ist er begeistert.

Zum Glück hat er keine Rückerinnerung an sein früheres Leben und an seine Tätigkeit. Es wäre sicher nicht auszuhalten und ist eine Gnade für ihn. Jahrelang geht er zur Ergotherapie, wo versucht wird, seine handwerklichen Fähigkeiten zu fördern. Lange Zeit fahren wir auch jede Woche zur Therapie bei einem Neuropsychologen, der am Computer mit ihm arbeitet, mit dem er sich früher hervorragend auskannte. Vom Autofahren ist er mittlerweile sehr begeistert und könnte eigentlich stundenlang fahren. Er fühlt sich im Auto sicher, auch wenn ich ihn bei kurzen Einkäufen dort sitzen lasse.

Wenn wir am Tag zweimal spazieren gehen und ich mich mit jemandem längere Zeit unterhalte, rastet er fast immer aus – aus Angst, nicht mehr heimzukommen. Ansonsten erkläre ich ihm, wie einem Zweijährigen, alles, was wir unterwegs so sehen, Pflanzen, Tiere oder Gegenstände. Leider vergisst er alles sehr schnell wieder. Manchmal erkennt er erstaunlicherweise ganz plötzlich und nur für einen kurzen Augenblick zum Beispiel einen Kondensstreifen, Gleise oder Stromdrähte. Ich kaufe einen Hometrainer, auf dem er täglich ein wenig trainiert, was für sein Herz wichtig ist.

Was mich auch immer fasziniert, ist sein Fragespiel, in welchem er immer wieder neue Wörter erfragt: Kennst du Blumenkohl, Franzbranntwein, Psychiatrie, Tollpatsch, Synapsis, Anachronismus, Molybdän und so weiter? Was geht nur in seinem Kopf vor?

Bei einem Besuch in seiner früheren Schule findet er seinen

Das Leben umbauen

Unterrichtsraum wieder, in dem er jahrzehntelang unterrichtet hatte, aber sonst erkennt er die Schule und die Kollegen nicht mehr. Der Medizinische Dienst, der alle zwei Jahre kommt, will ihn in den Kindergarten schicken! Was stellt sich diese Ärztin bloß vor?
Bei einer netten Gedächtnistrainerin, die regelmäßig ins Haus kommt, macht er meistens gut mit. Sie arbeitet mit Arbeitsblättern, die er mit Folienstiften bearbeiten kann, was ihm mit der Zeit viel Spaß macht und wodurch ich eine weitere Möglichkeit habe, ihn tagsüber zu beschäftigen und er auch gut alleine damit arbeiten kann. Dadurch kann ich auch ab und zu kurz aus dem Haus gehen und ihn alleine lassen.
So vergehen die Jahre. Sein Zustand bessert sich immer ein bisschen mehr. Wir hoffen daher, dass er irgendwann aus seinem Zustand erwacht. Er kann auch oft sehr lustig und fröhlich sein. Doch nachts ist er immer noch sehr unruhig.
Nach fünf Jahren der Rund-um-die-Uhr-Pflege ereilt mich ein weiterer Schicksalsschlag: Ich bin an Krebs erkrankt und muss sofort zur Operation. Wahrscheinlich hat mein Immunsystem versagt bei dieser langen Belastung und Stresssituation. Ich bin verzweifelt. Was soll nun werden?
Mein Mann wird von den Kindern während meiner Abwesenheit liebevoll betreut und versorgt. An den Chemotagen versorgt ihn meine Freundin, bei den Bestrahlungen darf er jeden Tag mit dem Taxi mitfahren, was ihm ja sehr gefällt. Während der Reha-Zeit versorgt ihn wieder die Familie. Er fragt doch öfters nach mir. Alles klappt bestens.
Am Tag meiner Rückkehr liegt er aber schon wieder auf der Intensivstation, da er in der Demenzgruppe bewusstlos zusammengebrochen war. Wir nehmen ihn aber abends nach Hause, da er wieder in großer Panik in der fremden Umgebung ist. In den nächsten Tagen erholt er sich zusehends. Nun hoffe ich, dass ich wieder die nötige Kraft und Gesundheit finde, meine schwere Aufgabe weiterhin zu meistern, und bin froh, dass es mir auch einigermaßen gelingt.
Während eines Nachmittags an einem Sommersonntag im Juni 2002 wird mein Mann von unserer jüngsten Tochter

betreut, da ich für ein paar Stunden nicht zu Hause bin. Nach dem Mittagsschlaf bekommt er ganz überraschend den nächsten Herzinfarkt. Die Tochter reanimiert ihn, bis wieder Haus- und Notarzt eintreffen. Die gleiche Prozedur beginnt noch einmal. Erst als die Sanitäter erfahren, dass schon einmal eine Reanimation stattgefunden hat, geben sie auf.
Nach sechs geschenkten Jahren und intensiver Betreuung müssen wir nun endgültig Abschied nehmen, was uns allen sehr schwer gefallen ist. Wir möchten die Jahre, die uns noch mit ihm geschenkt wurden, nicht missen. Der „neue" Partner und Vater hat uns trotz aller Mühen und großer Schwierigkeiten noch so viel gegeben. Daher sind wir dankbar, dass wir noch eine ganz besondere Zeit mit ihm verbringen konnten. Wir nehmen im engsten Familien- und Freundeskreis von ihm Abschied.
Zum Schluss die Worte auf der Todesanzeige:
Das Leben zwingt uns zuweilen
umzubauen, anzubauen
oder ganz neu aufzubauen.
Wir sind gewiss,
trotz aller Mühen hat das seinen Sinn.
Ich danke allen, die mich in diesen sechs Jahren unterstützt und mir zur Seite gestanden haben.

Renate Treschau

Lied des Lebens

Ich denke, jeder kennt das Kinderlied „Guten Abend, gut Nacht" oder hat schon einmal davon gehört. Vielleicht wurde es uns sogar von unseren Eltern abends vor dem Zubettgehen vorgesungen und wir haben schöne Erinnerungen daran.
Dieses Schlaflied ist ein ganz besonderer Teil meines Lebens. Früher habe ich es oft gehört, als ich noch sehr klein war. Als ich jedoch den Text genauer verstehen konnte, wurde ich immer nachdenklich, wenn ich die erste Strophe hörte. Im ersten Liedvers gibt es einen Satz, der viel mehr Bedeutung in sich trägt, als man es vermutet: „Morgen früh, wenn Gott will, wirst du wieder geweckt."
Ich erinnere mich noch genau daran, wie ich einmal meine Oma fragte: „Und was ist, wenn Gott nicht will, dass ich morgen wieder geweckt werde?" An ihre Antwort erinnere ich mich allerdings nicht mehr. Sicher hat sie mir irgendetwas gesagt, aber es hat mich nicht davon abgehalten, mir diese Frage trotzdem immer wieder aufs Neue zu stellen. Meine vielleicht als kindlich zu betrachtende Fragerei ging sogar so weit, dass ich Angst vor diesem Vers bekam, weil ich mir einfach nicht vorstellen konnte, was passieren würde, wenn Gott nicht wollte, dass ich noch leben würde. Wo käme ich dann hin? Was wäre dann mit mir?
Dies alles sind Fragen, die sich nicht nur ein kleines Kind stellt. Jeder Mensch trägt diese Existenzfragen in sich, ob er sie sich nun tatsächlich stellen möchte oder sie lieber verdrängt und innerlich vor sich herschiebt, weil er nicht damit zurecht kommt, dass es keine eindeutige Antwort darauf gibt.
„Morgen früh, wenn Gott will ..." Ja, und was ist, wenn er nicht will? Es ist eine Frage, die Angst verursachen kann, verunsichern kann, zuerst auf ganz unbemerkte Art. – Ein Kinderlied, bei dem man sich nicht viel denkt! Aber dieser Satz bedeutet mehr, er ist eine Existenzfrage.
Es gibt Menschen, die jahrelang mit qualvollen Krankheiten

leben, die ihre Körper langsam zerstören. Mit Erkrankungen, die als medizinisch nicht therapierbar oder vielleicht schon als „hoffnungslos austherapiert" gelten, die unaufhaltsam fortschreiten. Krankheiten, die das Leben nicht mehr lebenswert erscheinen lassen, sodass man sich nur noch ein schmerzfreies, ruhiges und vielleicht auch möglichst schnelles Ende wünscht. Ich glaube diese Menschen wären sehr froh und erleichtert, wenn Gott nicht wollen würde, dass sie am nächsten Tag nochmals geweckt würden, wenn sie der Tod für immer erlösen würde.

Es gibt auch Menschen, die sozusagen mitten im Leben stehen, ihren Beruf haben, ihre Familie, Kinder und viele noch erfüllbare Träume. Der Tod ist ein Teil des Lebens, aber er erscheint doch so fern für sie, als wäre er gar nicht vorhanden. Alles ist schön, man genießt das Leben ... ein Autounfall, der schrecklich endet... der Tod ist da ... unveränderlich da ...

Gott wollte nicht, dass diese Menschen nochmals geweckt würden, sie selbst jedoch schon. Gott fragt uns nicht, wie wir dazu denken. Einzig und allein er bestimmt den Zeitpunkt, an dem wir diese Welt verlassen dürfen oder müssen.

Ich selbst habe mir schon in sehr vielen, sehr ausweglosen Situationen gewünscht, dass Gott mich am nächsten Morgen nicht mehr wecken würde, und ihn auch darum gebeten, ja sogar angebettelt, es nicht zu tun. Er hat mich bisher jeden Tag geweckt, egal wie aussichtslos das Leben mir scheint. Aber er hat mir bisher auch jeden Tag die Kraft dazu gegeben und auch den Mut, diesen neuen Tag anzunehmen, mit allen Problemen, mit meiner Krankheit, mit allen meinen Gedanken, Einschränkungen und schweren Zukunftsaussichten.

Nach Jahren „intensiver Bekanntschaft" und gedanklicher Auseinandersetzung mit diesem Liedtext – „Morgen früh, wenn Gott will, wirst du wieder geweckt" – bin ich zu der Erkenntnis gekommen, dass dieser Satz anders lauten muss. Zumindest in meinem Leben bedeutet er nun etwas anderes: „Morgen früh, <u>weil</u> Gott will, werde ich wieder geweckt."

Cordula Griesinger

Es war alles selbstverständlich

Wenn ich heute an mein Leben zurückdenke, bin ich mit mir zufrieden. Ich habe getan, was ich konnte, von Jugend an. Da war meine kränkelnde Mutter, drei große und drei jüngere Geschwister. Da musste ich schon bald Hausfrau spielen. Damals fiel uns das schwer, ich war jung und musste auf vieles verzichten. Es war eine Mutter- und Familienpflege. Später wurde es mein Beruf, den ich aber nur einige Jahre im Krankenhaus ausüben konnte – dann kam die Pflege meines Vaters, halbseitig gelähmt nach dem Schlaganfall. Und später mein Mann, der als Soldat in Russland beide Beine verlor. Wir konnten goldene Hochzeit feiern. Ich war immer bei ihm, bis er nach schwerer Krankheit starb. Auf alles bin ich nicht stolz, für mich wäre das überheblich. Es war alles selbstverständlich. Doch ich bin dankbar, dass ich so geboren wurde und alles tun konnte. Und dankbar auch, dass es mir noch gut geht. Nicht vergessen sollte man, dass Pflege nicht nur Arbeit und vielleicht Opfer ist. Man bekommt auch viel zurück, was der Seele guttut.

Pflege

Ein schrecklicher Krieg war gerade zu Ende – als entlassene Krankenschwester kam ich aus einem Lazarett in Feldkirch über die Schwäbische Alb nach Zizishausen. Dort waren mein Vater und meine zwei Schwestern evakuiert, aus dem Saarland. Eine gute Frau hatte ihnen ein Zimmer gegeben. Ich war gerade acht Tage „zu Hause", da bekam mein Vater einen Schlaganfall und war halbseitig gelähmt, und das unter diesen Umständen. Es fehlte das mindeste Pflegematerial. Ich weiß heute nicht mehr, was wir damals gemacht haben. Mein Vater blieb gelähmt und hatte Sehnsucht nach seinem Haus. Aber bis auf einen kleinen Anbau war das ganze Haus zerstört. Als zwei meiner Brüder aus der Gefangenschaft nach Hause kamen, richteten sie den kleinen Anbau notdürftig her. Und so begann ich unsere Heimfahrt zu organisieren. Erst besorgte ich Bezugsscheine für eine Liege und bekam sie bei einem Sattler in der Neckarsteige. Und ein Bett bei Möbel Behr. Die Liege war mit einem schönen Stoff aus Papier bezogen ist heute noch da. Unsere gute Frau gab uns Bettzeug und noch andere Sachen. Am Bahnhof Nürtingen mietete ich einen Güterwagen mit einem kleinen Ofen drin. Als der Abreisetag kam, kochte ich einen großen Topf Suppe, damit wir was zu essen hatten. Ein Bauer brachte uns mit seinem Kuh-Gespann und unseren Sachen zum Bahnhof. Wir machten unserem Vater ein schönes warmes Bett auf der Liege. Ich weiß nicht mehr, wie wir es fertigbrachten, meinen Vater heil heimgebracht zu haben, ohne all die Pflegemittel, die es heute gibt. Aber mein Beruf kam mir zugute. Nach und nach wurde alles besser, er hatte nicht mal eine wunde Stelle. Die Freude, wieder daheim zu sein, hat ihm sicher geholfen. Er hat zehn Jahre mit seiner Krankheit gelebt.

Im Sommer 1945 lernte ich noch in Zizishausen meinen zukünftigen Mann kennen. Er war 23 Jahre alt, saß in einem Rollstuhl, weil er in Russland beide Beine verloren hatte. Er lachte mich mit seinen dunklen Augen so strahlend an, dass es mich wie ein Blitz traf, ich sah nicht den Rollstuhl, ich sah das freudige Männer-Gesicht, in das ich mich verliebte. Wir sahen uns öfters, es waren trotz allem schöne Stunden. Als dann aber der Tag unserer Heimreise kam, mussten wir uns trennen. Denn ich wollte meinen Vater nicht verlassen. Doch 1948 konnten wir heiraten, meine Schwester übernahm Vaters Pflege. Es begann für meinen Mann und mich eine schöne Ehe. Er hatte irgendwie ein Auto bekommen und meldete ein eigenes Taxi-Unternehmen an. Wir bekamen drei Kinder. Und an unserem sechsten Hochzeitstag konnten wir in unser eigenes Reihenhaus ziehen. Mein Mann war nicht wehleidig und ich tat alles, was ich konnte und er nicht konnte – dann aber kam eine schwere Infektion im linken Beinstumpf. Da war er sehr krank. Aber es wurde wieder gut, wenn es auch lange dauerte.

Für mich war das Leben mit ihm schön und ich habe nichts vermisst, war immer für ihn da. Als er mit 58 das Geschäft aufgab, war er viel mit seinem Rollstuhl unterwegs, auch mit dem Auto, dank Automatik.

Pflege gestern – und heute?

Eine Geschichte aus meiner Jungschwesternzeit habe ich bis heute nicht vergessen. Sie handelt von einem kleinen Mädchen. Das Kind hatte die Tischdecke des gedeckten Kaffeetisches heruntergezogen, die Kaffeekanne kippte um, der kochend heiße Kaffee ergoss sich über ihren ganzen vorderen Körperteil und verbrühte die Haut. Nach den ersten schweren Tagen, als wir an Heilung glaubten, bekam sie eine Lungenentzündung. Die damaligen Medikamente halfen nicht. Der Arzt ordnete an, das Kind gut einzupacken, das Fenster zu öffnen, damit Sauerstoff von draußen ins Zimmer kam.
Es war Winter und kalt, ich musste mich auch warm anziehen. Dann ging ich mit dem Kind auf den Armen immer hin und her, es sollte besser atmen können. Aber es half nichts, die Atmung blieb aus. Ich rief noch den Arzt, machte Belebungsversuche. Es half nichts mehr. Ich stand da mit dem toten Kind auf den Armen und weinte bitterlich. Der Arzt sah mich ganz erstaunt an, er begriff nicht, dass ich so viel Gefühl hatte. Er nannte mich dann immer Prinzessin. Es hat lange gedauert, bis ich es überwunden hatte. Aber ohne Gefühle kann ich einen Menschen nicht pflegen, egal ob groß oder klein.
Eine andere Geschichte handelt von einem jungen Mädchen, das im Verdacht stand, schwanger zu sein. Der Bauch wurde immer dicker. Der Arzt glaube an eine baldige Geburt und machte einen Kaiserschnitt. Aber es war kein Kind im Bauch, es war eine riesengroße Zyste. Man muss sich das heute mal vorstellen, es gab damals noch keinen Ultraschall. Heute kann man schon relativ bald feststellen, ob es ein Junge oder ein Mädchen ist, ob die Lage des Kindes normal ist oder ob eine Erkrankung vorliegt.

1951 wurde meine zweite Tochter geboren. Es war eine Steißgeburt. Die Ärzte konnten das vorher nicht feststellen. Mein Kind kam gesund zur Welt, aber zwei andere Frauen hatten dieses Glück nicht. Mich hat das damals sehr berührt, besonders weil die Väter der zwei Kinder erst aus der Kriegsgefangenschaft heimgekommen waren und sich so auf das Kind gefreut hatten.

Solche Geschichten machen uns klar, was Pflege gestern und heute bedeutet. Es ist doch vieles besser und leichter geworden. Doch der Tod findet immer einen Weg, die Krankheiten und seine Verbündeten.

Allein im Haus

1973 hatte unser Sohn einen tödlichen Autounfall, das war für uns zwei das Schlimmste, was es gibt. So ging unser Leben weiter, bis zu den letzten zwei Jahren. Wir konnten goldene Hochzeit feiern, bekamen vier Enkelkinder, die uns viel Freude machten und noch immer machen.

Dann kam eine heimtückische Krankheit, anfangs noch einfach, aber später war mein Mann ein Pflegefall. Ich gab mir alle Mühe und machte es ihm so schön wie möglich. Ich las ihm vor, spielte ihm einfache Lieder auf der Mundharmonika und redete mit ihm. Ins Wohnzimmer kam ein Bett und ich schlief auf dem Sofa, um ihm auch nachts nahe zu sein. Und doch merkte ich es nicht, als er nicht mehr atmete. Ich spürte einen eisigen Hauch um mich, ich glaube, ich habe den Tod gespürt, das war im März 2002.

Nun bin ich 85, lebe allein in unserem Haus und vermisse ihn.

Maria Schmidt

Gewissheit haben?

Es war an einem herrlichen Frühlingstag, die Natur war voll erwacht und das junge Grün verströmte den Duft von neuem Leben und Gedeihen. Und da zerbrach plötzlich unsere heile Welt. Mein Mann, ich und unser jüngster Sohn waren im Garten um das Haus herum tätig, Rasenmähen, Hacken, mein Mann schnitt die Kanten und so weiter. Und dabei lachten und scherzten wir, denn die Arbeit machte uns Freude. Als mein Sohn plötzlich zu mir sagte: „Mama, schau dir doch mal die Augen von Papa genauer an." „Weshalb?", fragte ich unbefangen, „die kenne ich schon seit 53 Jahren." „Komm her und schau genau, wie goldgelb die sind, vom Augenweiß ist nichts mehr zu sehen." Und tatsächlich, es war so; im hellen Sonnenschein konnte ich es auch sehen. Ein Schreck durchfuhr mich: „Mein Gott! Ich glaube, du hast die Gelbsucht." Doch er lachte nur und meinte: „Ihr beiden spinnt wohl, ich und Gelbsucht! Das wird der Blütenstaub sein." Ich konnte darüber nicht lachen, denn ich ahnte, er war ernsthaft erkrankt. „ Du musst sofort zum Arzt!" Er aber sagte: „Lasst mich in Ruhe, ich bin nicht krank und gehe auch zu keinem Doktor." Doch mein Sohn, dem sein Aussehen auch nicht gefiel, sagte: „Doch, Papa, wir gehen, und zwar sofort!" Alles Weigern half nicht, er musste zum Arzt. Als sie zurückkamen, hielt er einen Einweisungsschein für das Krankenhaus in den Händen, er, dem der Arzt erst vor drei Monaten bestätigt hatte, er wäre gesund. Er hatte nie über irgendwelche Schmerzen geklagt, er sei geistig und körperlich gesund und werde 100 Jahre alt. (Hatte er vielleicht doch ein Leiden und wollte es uns nicht sagen, uns schonen, uns keinen Kummer bereiten?) Doch keinem in der Familie war eine Veränderung aufgefallen, erst am Freitag, den 30. Juni 2004. Mein Sohn sagte zu mir, er muss sofort ins Krankenhaus, zur Untersuchung. „Halt!", sagte mein Mann, „wenn ich schon gehen muss, dann erst am Montag, ich will mir in Ruhe die Fußballspiele im Fernsehen anschauen." Er war noch nie in einem Krankenhaus gelegen und mochte Krankenhäuser auch nicht. „Aber lieber Mann, wir müssen Gewissheit haben, an was du leidest." „Ja, ab Montag, es sind wichtige Spiele." Nun, so war mein Mann — wenn es um Fußball ging, musste selbst die schlimmste Krankheit warten. Und ich wusste ganz plötzlich, nichts Gutes kam auf uns zu, wir sind alt geworden, die Jahre sind uns enteilt. Am 24. Juli wollten wir seinen 75. Geburtstag feiern, und am 12. Juli ist er gestorben – am 21. Juli wurde er begraben. Doch davor lagen schlimme Tage. „Soll ich die beiden andern Jungs verständigen, dass du ins Krankenhaus musst?" Nein, er wolle das nicht, noch wäre er nicht tot. Er liebte seine Familie über alles, und immer war er für alle da, ob in guten oder in schlechten Zeiten, er sorgte sich sehr um alle. Seelenruhig sah er sich übers Wochenende die Fußballspiele an, er dachte weder an seine Krankheit noch ans Krankenhaus. Oh, dieser Mann, wie hatte er sich doch unter Kontrolle, er war hart und unbeugsam sich gegenüber, bis in den Tod. Er mochte nie die Schwächlinge um sich haben, man sollte nie jammern noch weinen über Dinge, die man doch nicht ändern konnte. Die Zeit seines Heranwachsens hatte ihn so geprägt.

Montagmorgens fuhren wir ins Krankenhaus, obwohl er weder krank noch leidend aussah, er hatte sein normales Gewicht und lief und bewegte sich wie immer! Nur sein nachdenklicher Ausdruck fiel mir auf, als er sagte, dem Herrn Rupp musst du anrufen und die Theaterprobe absagen. Er wurde in ein Dreibettzimmer eingewiesen, die Untersuchungen konnten beginnen. Täglich fuhr mich meine Schwiegertochter Silvia hoch, obwohl sie hochschwanger war, es war ihr und unseres jüngsten Sohns erstes Kind – ein Mädchen – und würde Anfang Oktober zur Welt kommen, der Opa freute sich schon darauf. (Es zu erleben war ihm nicht vergönnt.) Die ganzen sechs Tage saß ich an seinem Bett, ohne eine konkrete Diagnose zu bekommen, immer nur abwarten, wie die Untersuchungen laufen, so wurde ich vertröstet. Seine Arznei, die er bekam, waren harntreibende Tabletten; fragte ich meinen Mann: „Was

Gewissheit haben?

sagen die Ärzte?", kam zur Antwort: „Nichts!" (Sagte er mir die Wahrheit? , ich weiß es nicht.) Ich sah nur, es ging ihm immer schlechter, rapide hatte er abgenommen, er war nur noch Haut und Knochen und am ganzen Körper gelb, wie eine Zitrone. Das Schlucken fiel ihm schwer, Nahrung und Flüssigkeit schied er gleich wieder aus – langsam trocknete sein Körper aus. Fragte ich den Stationsarzt, verwies er mich zu warten — ja auf was denn, wollte nicht einer mir endlich sagen, an welcher Krankheit er litt? Ich war verzweifelt, verbittert und zornig zugleich, es war mir klar, so würde er sterben. Sie ließen ihn einfach liegen. Ich nahm seinen ausgezehrten Körper in die Arme und sagte, komm, wir gehen nach unten, ins Freie, ich bringe dich nach unten. Wir saßen bei der Cafeteria unter einem Sonnenschirm. Er wollte eine Zigarette rauchen und ein Mineralwasser trinken. Die Zigarette drückte er gleich wieder aus und das Wasser ging nur tröpfchenweise zu schlucken. Es war sein letzter Versuch, am Leben teilzuhaben, ich führte ihn hoch und sagte, du kommst bald heim, du wirst wieder gesund. Ja, sagte er, hol mich hier raus, denn hier sterbe ich. Ich konnte nicht mehr stark sein, in mir tobte es vor Schmerz, denn ich wusste, ich würde ihn verlieren, es war eine fromme Lüge meinerseits. Anfangs wollte ich es auch nicht wahrhaben, was soll ich ohne ihn, wie soll ich weiterleben, denn er war der einzige Mensch in meinem Leben, der immer für mich da war. Es war Donnerstag, der vierte Tag, seit er im Krankenhaus lag. Ich saß wie immer an seinem Bett, als plötzlich der Chefarzt mit seinem Gefolge das Zimmer betrat. Spannung lag in der Luft, als sie von einem Bett zum anderen traten und ihre Kommentare abgaben. Als sie an das Bett meines Mannes kamen, verkrampfte sich meine Hand in der seinen! Er war ganz ruhig, als der Chefarzt sagte: „Also Herr B., wir können leider nichts mehr für Sie tun, gehen Sie heim und machen sich noch ein paar schöne Tage", und das war's dann. Mit einem Ruck setzte sich mein Mann in seinem Bett auf, schaute die Götter in Weiß an und sagte mit fester Stimme: „Wenn das so ist, dann gehe ich gleich heim." Sie hatten ihm sein Todesurteil verkündet. Ich weiß nicht mehr, was ich fühlte, ich hörte mich nur fragen: „Was hat er, an welche einer Krankheit leidet er, kann man ihm nicht helfen, ihn operieren vielleicht?" „Nein!", kam die kalte Antwort des Chefs, „es ist zu spät, seine Organe lösen sich auf. Er ist total verkrebst." Die Herrschaften warteten noch einen Moment, vielleicht dachten sie, gleich geht ein Geweine und Gejammer los, nein, nichts dergleichen geschah. Denn der Schock saß zu tief, nicht mal weinen konnte ich, eine Starre hatte mich ergriffen, als wäre ich zu Stein geworden, ich hörte mich nur wie aus weiter Ferne sagen: „Es kann doch nicht sein, dass ein Mensch, welcher nie Schmerzen hatte, plötzlich so eine Krankheit in sich trägt." Er solle noch bis Montag bleiben, meinte der Oberarzt. Montags haben wir ihn nach Hause geholt, einen ausgezehrten, vertrockneten Menschen, dessen Körper alle Flüssigkeit entzogen worden war, gelblich braune Haut umspannte seine Knochen, als ich ihn auszog und ihn in die Badewanne legte und ihn säuberte, heraushob, ihn frisch anzog, ihn rasierte, ihn an den Tisch setzte und er zwei weichgekochte Eier aß und Kaffee trank, um es gleich danach wieder auszuscheiden. Ich säuberte ihn und brachte ihn zu Bett. „Du musst bitte entschuldigen", immer und immer wieder entschuldigte er sich! Und ich tröstete ihn, alles wird wieder gut. Stundenlang saß ich an seinem Bett, träufelte ihm Flüssigkeit ein, schleppte ihn alle paar Stunden zur Toilette, denn er hatte den Drang, aus dem Bett zu kommen. Die Schüssel kam für ihn nicht in Frage, er schämte sich seiner Hilflosigkeit, denn ihm versagten die Füße, aber auch ich war fast am Ende meiner Kräfte angelangt, und keiner war da, um mir zu helfen. Am vorletzten Tag vor seinem Tod erzählte er mir, er habe geträumt, er werde sterben. „Nein", log ich, „du wirst nicht sterben, du bist nur geschwächt" – wieder eine verzweifelte Lüge meinerseits. „Oh nein", sagte er, „machen wir uns nichts vor, ich weiß, dass ich sterben muss! Ich habe keine Angst davor, doch was wird aus dir? Wenn ich nicht mehr daheim bin, meinst du, die drei schauen nach dir? Nein, es wird

Gewissheit haben?

dir schlecht gehen. Es ist sehr traurig, ich habe alles weitestgehend geregelt, du wirst nicht Not leiden müssen."
Also muss er doch von einer Krankheit gewusst haben, nur dass es so rasch geht, wusste er nicht. Er hatte lange geredet und war ermüdet, zwischendurch habe ich ihm immer wieder den Mund mit Flüssigkeit ausgepinselt, ihn in frische warme Folie gewickelt, umgezogen, rasiert und immer wieder versucht zu trinken zu geben, doch er hustete alles wieder heraus. Nacht für Nacht lag ich neben ihm in meinem Bett und lauschte seinen Atemzügen, ob er noch lebte, ich fand keine Ruhe, ich wollte ihm helfen, doch es ging nichts mehr, oft weinte ich im Stillen, meine Nervenkraft wollte mich verlassen, ich musste durchhalten, denn höchst erstaunlich war, sein Verstand funktionierte bis zum letzten Tag einwandfrei, ich durfte keine Schwäche zeigen, denn er bemerkte alles, auch wenn ich gerötete Augen hatte. An dem letzten Tag seines Lebens war der Drang zur Toilette noch da, wir – mein Sohn hatte Urlaub genommen – führten ihn zur Toilette, und was da herauskam, könnte man sagen, waren die gesamten Eingeweide in breiiger Form, er brach uns im Flur zusammen und glitt uns aus den Händen, zu zweit trugen wir ihn diesmal zu Bett, als ich ihn gewaschen und frisch umgezogen hatte. Ich rief den Hausarzt an und sagte, er möge doch kommen, ich glaube, mein Mann sterbe. Stunden später kam er, schaute ihn an und sagte: „Keine Angst, Ihr Mann macht's noch ein paar Monate, so schnell stirbt man nicht." Ich rief meine beiden Söhne an, sie sollten kommen, wenn sie ihren Papa noch mal lebend sehen wollten. Sie konnten es nicht glauben, ihr Papa, der immer gesund war, sollte sterben! Hilflos standen alle da und konnten nicht helfen. Hilflos lag er da und schaute dem Tod entgegen, er hatte geschlafen, als plötzlich einer laut weinte, er schlug die Augen auf und schaute herum und fragte mich, was wollen denn alle hier? Ich log wieder: „Sie wollen dir einen Krankenbesuch abstatten." Er hatte Durst, einer träufelte ihm Wasser ein, er hustete und meinte: „Sie sollen wieder gehen, ich will schlafen", und machte die Augen zu und holte noch ein paarmal Luft und verstarb. Es war

22.43 Uhr. Er hatte es überstanden, der Tod hatte ihn sanft geholt. Ich konnte mich nicht mehr halten, faltete ihm seine Hände und musste aus dem Zimmer, am ganzen Körper zitternd saß ich im Wohnzimmer, meine Söhne meinten nur: „Mama, du bist stark, du wirst es überstehen." Ja, nur wie? Sie riefen den Hausarzt, den Leichenbestatter an und erledigten alles andere; am Jüngsten blieben die meisten Erledigungen hängen. Er organisierte die Beerdigung, benachrichtigte die Versicherung, das Sterbeamt, die Rentenstelle, die Bank, den Pfarrer und so weiter. Hab Dank für den Beistand der letzten Stunden! Ich konnte vieles ertragen, erdulden, nur eines konnte ich nicht mit ansehen, als er aus dem Haus gebracht wurde, gegen 5 Uhr morgens.

Die Zeit war zu kurz, um ihm all das zurückzugeben an liebevoller Fürsorge und Pflege, um die er sich verdient gemacht hatte. Voll Dankbarkeit ist mein Herz, es spendet mir Trost, dass er in würdevoller Umgebung und im Kreise seiner geliebten Familie in Frieden dahingehen durfte.

Katharina Beck

Nähe und Distanz

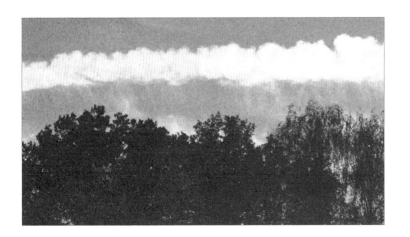

Die Freiheit, ja oder nein zu sagen

Petra Janoschka ist nicht besonders groß und auch keineswegs ein Ausbund an körperlicher Kraft. Wenn sie den Rollstuhl, auf dem ihre eher kräftige Großmutter sitzt, durch die Gegend schiebt, dann sind das 120 Kilo. Eine längere Ausfahrt macht Petra ganz schön zu schaffen. Rein körperlich, versteht sich. Seelisch ist Petra mit ihrer geliebten Großmutter durchaus auf einer Wellenlänge, und mental bemüht sie sich Tag für Tag aufs Neue, die linksseitig spastisch gelähmte, zeitweise desorientierte und von Angstzuständen heim-gesuchte Frau bei Laune zu halten. Seit siebeneinhalb Jahren pflegt die 47-jährige gelernte Kinderkrankenschwester ihre fast 84-jährige Großmutter mütterlicherseits.
Es gibt Lebensumstände und Situationen, die man nie vergisst. So ist das auch bei Petra. Am 17. August 1999 stirbt ihr jüngerer Bruder Rainer mit 31 Jahren. Wenige Wochen später kommt es zur Trennung von ihrem langjährigen Lebensgefährten, und Petra befindet sich plötzlich auf Wohnungssuche. Die gestaltet sich nicht ganz so einfach, denn Petra Janoschka möchte eine rollstuhlgerechte Dreizimmer-Erdgeschosswohnung mit kleinem Garten mieten, da in ihrem Kopf der Gedanke kreist: „falls mal was mit meiner Oma ist".
Zu diesem Zeitpunkt lebt Petras verwitwete Oma, Margarete Joch, noch ganz fidel – zwar hat sie einen hohen Blutdruck, aber der tut dem Ganzen keinen Abbruch – in ihrer Wohnung in Heiningen, versorgt sich selbst und andere oft noch mit. Am 16. Oktober in diesem Jahr zieht Petra endlich um, und die Oma hilft ihr dabei. Einen Tag später, die beiden sind gerade zusammen beim Einkaufen in Göppingen, klagt Margarete Joch über Kopfweh und Übelkeit. Petra möchte sie sofort ins Krankenhaus bringen, aber Margarete will unbedingt heimgehen und nicht ins Krankenhaus. Zu Hause bricht sie zusammen. Der diensthabende Arzt,

Nähe und Distanz

den Petra schon vorsichtshalber herbeigerufen hat, holt den Notarzt, und Margarete Joch kommt dorthin, wo sie auf keinen Fall hinwollte, ins Krankenhaus. Sie hat eine Hirnblutung, wodurch es nicht nur für immer zu einer kompletten linksseitigen Lähmung kommt, auch ihr Leben hängt an einem seidenen Faden. Petra ist schon da, der Rest der Familie eilt herbei und ist sich einig: „Sollte die Oma das überleben, kommt sie ins Pflegeheim." „Aber der Hammer ist", sagt Petra noch heute, „meine Mutter kam, hat die Oma gesehen und ist erst einmal zusammengeklappt!" „Das", so betont sie, „gibt es bei mir nicht – solange ich weiß, ich werde benötigt, bin ich da."

Margarete Joch überlebt die intracerebrale Blutung (ICB) und wird, so sagt Petra Janoschka, vom Christophsbad Göppingen wieder in einen den Umständen entsprechenden ordentlichen Zustand versetzt. Dies ändert sich, als die Patientin auf die geriatrische Station kommt – sie baut mehr und mehr ab. In den Augen von Petra ist es eine „Katastrophe". „Die haben einfach nicht die Zeit dort", meint sie, „wenn eine Person 35 Leute versorgen muss, wie soll das hinhauen?" Pflegenotstand.

In Petra, die zu diesem Zeitpunkt ein Nagelstudio in Göppingen betreibt, reift der Entschluss, die Großmutter zu sich zu nehmen, um sie selbst zu pflegen.

Aus Dankbarkeit. Denn Petra wurde in den ersten sechs Jahren ihres Lebens hauptsächlich von ihrer Großmutter versorgt und aufgezogen. „Sie war eine Art Mutterersatz, und abends gab es immer Theater, weil ich heim musste."

Neun Jahre lang lebte Petra dann bei ihren Eltern. Mit 15 Jahren verließ sie nach einem heftigen Streit ihr Elternhaus für immer, um fortan bis zur Eigenständigkeit mit 20 bei ihrer Großmutter Margarete zu leben.

Dies und viele weitere Unterstützungen seitens ihrer Großmutter, auch finanzieller Art, stehen ihr vor Augen, und sie unterwirft sich, wie sie das heute formuliert, „dem Zwangsjoch Dankbarkeit".

Es ist das Jahr 2000. Petra Janoschka besorgt sämtliche Sachen, Pflegebett, Rollstuhl, Windeln und so weiter.

Die Freiheit, ja oder nein zu sagen

„Du musst erst einmal alles organisieren, es ist die Errichtung einer Intensivstation", erzählt sie. Am 18. Februar zieht Margarete Joch, die weder gehen noch stehen kann und zu diesem Zeitpunkt ganz und gar über die Magensonde ernährt wird, seelisch und körperlich wund bei ihrer Enkelin Petra ein. Und obwohl sie aus der Pflege kommt und sich gut vorbereitet hat, ist es „so ein Berg, 150 Prozent Intensiveinsatz hier" – mit einem Mal.

Es ist nicht die Zeit, in der man sich wirklich um administrative Dinge kümmern kann und will, aber genau das geschieht, wenn es zu einem Pflegefall kommt.

„Allein der Rollstuhl hat 25 Anrufe nach München gekostet. Man muss sich um alles bemühen, um jede Information kämpfen."

Man ist konfrontiert mit der Krankenkasse – die von Oma Margarete hat ihren Sitz in München –, dem medizinischen Dienst der Krankenkassen (MDK), der Pflegekasse, dem Notar, dem Vormundschaftsgericht, der Pflegekontrolle, der Hilfsmittelversorgung, dem Hausarzt des zu Pflegenden, Sanitätshäusern, Apotheken, dem Versorgungsamt Ulm und in Petras Fall letztendlich auch noch der Agentur für Arbeit. Bis heute ist sie der festen Überzeugung, dass die Großmutter, die über eine Magensonde (PEG) nachts weiterhin mit Flüssigkeit versorgt wird, in der Pflegerealität Pflegstufe 3 ist. Aber sechs Begutachtungen vom MDK halten dagegen.

„Das ist genauso, wie wenn wir vor einer grünen Ampel stehen und losfahren wollen und dann kommt einer und sagt, nein, die Ampel ist rot, du darfst nicht losfahren." Petra kämpft eine ganze Weile, denn 410 Euro Pflegegeld im Monat, die für fünf vorgegebene Stunden stehen sollen, sind nicht gerade die Welt und entsprechen vor allem nicht dem wirklichen Zeitaufwand der Pflege. Es ist ein Katalog von Minutentätigkeiten, die bei genauem Hinschauen niemals der Realität genügen. Einem Menschen, der spastisch gelähmt ist, beispielsweise in nur zwei Minuten die Zähne zu putzen mit allem Drum und Dran, ist reines Blendwerk. Milchmädchenrechnungen, denen die Pflegenden – und es sind immerhin über eine Million in Deutschland – hilflos

gegenüberstehen. Als Petra merkt, wie sehr sie diese Außengeschichten beanspruchen und Zeit von der eigentlichen Pflege der Oma wegnehmen, sagt sie „Schluss, aus, Ende!". Akzeptiert Pflegestufe 2, entlässt nach einem knappen Vierteljahr den Pflegedienst, weil sie sich außer nach ihrer Großmutter nach niemandem mehr richten möchte und kann.
Die Reaktionen von Mutter, Tante, Vetter, die sich überhaupt nicht an der Pflege beteiligen, frustrieren Petra zusätzlich und machen sie wütend, denn es ist ein Knochenjob, den sie sich da an Land gezogen hat, körperlich und psychisch. Außerdem realisiert Petra nach und nach, dass Margarete Joch, ihre geliebte Oma, nicht mehr die gleiche Person ist wie vor der Hirnblutung.
Nicht nur der Körper, sondern auch ihre Geisteshaltung und ihre Persönlichkeit haben sich verändert. Es ist inmitten dieser immensen Belastung also auch noch ein Abschied vom bisherigen Leben und von der bisherigen Großmutter. Diese realisiert am Anfang weder den Umfang der Pflege noch ist sie Petra besonders dankbar dafür, stattdessen sieht sich Petra immer wieder mit dem sehr großen Heimweh ihrer Großmutter nach der Wohnung in Heiningen konfrontiert, und manchmal ist sie auch Aggressionen seitens der Oma ausgesetzt. Es ist die Zeit, von der Petra sagt: „Da habe ich mich fast ganz aufgegeben, war meinem Helfersyndrom nahezu vollständig ausgeliefert, habe begonnen, ihr Leben zu leben und habe mich selbst vergessen." Diese Phase eskaliert 2004 in einem Oberschenkelhalsbruch der Großmutter und einer Gallenblasenoperation von Petra.
„Wir Pflegenden gehen an unsere Grenzen, deshalb reicht ein Tropfen, der das Fass zum Überlaufen bringen kann."
Der Druck und die Belastung steigen ins Unermessliche. Petra ist ausgebrannt und weint viel. Doch in dieser Situation erkennt und sagt sie sich plötzlich, dass sie wie Mutter, Tante und Vetter die Freiheit hat, ja oder nein zu sagen, dass sie sich aus dem Dankbarkeitsjoch befreien kann, dass sie nicht für immer an diese Pflege gebunden ist, dass sie eine andere Entscheidung treffen kann – und sie meldet die Oma im Pflegeheim an. In Jahren keine Ferien mehr – mit

Die Freiheit, ja oder nein zu sagen

Ausnahme einer Woche Niederbayern in dieser ganzen Zeit –, kein freies Wochenende, keinen freien Abend, ja nicht einmal eine einzige Nacht zum Durchschlafen, immer wieder ertönt es – „Petra, Petra – Petra, Petra" – ein Wunder, dass Petra Janoschka überhaupt so lange durchgehalten hat.
Als der Pflegeplatz naht, hat die Trennung durch die Krankenhausaufenthalte und etwas, das Petra vielleicht selbst nicht ganz erklären kann, ihr Verantwortungsgefühl für das Leben ihrer Großmutter neu gestärkt. Beide Frauen bemerken in dieser Phase, wie wichtig sie einander sind, erkennen neue Perspektiven. Petra will die Verantwortung für dieses Leben weiter tragen und um das Wohl, das sich unter ihrer Pflege deutlich verbessert hat, von Margarete kämpfen. Das Bewusstsein, dass sie jeden Tag damit aufhören kann, dass alles ganz freiwillig ist, gibt ihr neue Kraft. Sie sagt: „Wenn jemand mit dem Gedanken spielt, jemanden zu pflegen, soll er es probieren. Erst die Situation zeigt, ob man es kann oder nicht, denn alle beteiligten Personen und auch die Umstände verändern sich. Deshalb ist es ganz wichtig, sich jeden Tag aufs Neue zu fragen, kann ich es noch oder kann ich es nicht mehr." Diese Freiheit, ja oder nein zu sagen, das betont sie, hat die Oma nicht mehr.
Seit der Krise gönnt sich Petra selbst mehr Freiräume. Sie hat gelernt, nicht mehr sofort loszurennen, wenn Margarete wieder und wieder „Petra, Petra" ruft, sondern gibt dem Ganzen ein eigenes Zeitmaß, sie versucht, Zeit-Räume für sich selbst zurückzugewinnen. Sie organisiert, dass abends auch mal die Nachbarin Andrea nach der Oma schaut, damit sie ausgehen kann, und sie ist im Frühjahr dieses Jahres elf Tage nach Amerika gereist und hat die Oma in dieser Zeit dem Pflegeheim überlassen.
Kein Tag ihres Lebens tut Petra, die kinderlos geschieden ist, leid. Sie sieht sich trotz aller Anstrengung, Belastung und Einengung in dieser „Partnerschaft, Ehe auf engstem Raum, aus dem keiner weglaufen kann", irgendwie bereichert, mit der Möglichkeit ausgestattet, Dinge zu lernen, „die ich so nirgendwo anders lernen kann: Geduld, Gelas-

senheit, Humor – Humor ist der Knopf, der verhindert, dass uns der Kragen platzt!" Sie sieht es als Chance für selbstverantwortliches, organisiertes Arbeiten, sich den Umgang mit Stress anzueignen, sich nicht auf Worte, sondern Fakten, Tatsachen und das eigene Gefühl zu verlassen. „Was du tust, das tue von Herzen oder lass es sein!" Sie erkennt, dass „Stillstand Fortschritt ist", lernt ihre Energie und Kraft besser einzuteilen und jeden Tag zu schätzen.

Das Wort Dankbarkeit wandelt sich in Liebe um. „Aus Liebe bin ich bereit, mit ihr dieses Leben zu führen." Sie leben wie auf einer Insel, diese beiden Frauen, die eine, die gepflegt wird ganz in Grün, ihrer Lieblingsfarbe, die andere, die Pflegende, in Pink und Rosa, von der Bettdecke bis zur Socke. Man spürt ein großes Selbstverständnis zwischen diesen beiden Menschen, ein tiefes Vertrauen, Liebe. Es herrscht hier eine gute Atmosphäre. Die Krankengymnastin Christin kommt schon seit mehr als sechs Jahren regelmäßig. Jedes Teil in dieser Wohnung hat seinen Platz. Tausende von Kleinigkeiten gibt es jeden Tag zu beachten. Während Petra pflegt und die Oma in den Patientenlifter setzt, mit dessen Hilfe die etwa 75 Kilo schwere Frau vom Bett in den Rollstuhl gelangt – „ohne den hätte ich diese siebeneinhalb Jahre nicht überstanden" –, fragt sie „Gretel" dies und das und spricht mir ihr. Ich frage die Oma auch ganz direkt: An was haben Sie noch Spaß? „Musik", antwortet sie nach kurzem Nachdenken, schief und etwas schmatzig, und nennt lächelnd Namen aus der Volksmusik. Und die Quintessenz des Lebens? „Humor ist, wenn man trotzdem lacht." Und da weiß man plötzlich, warum Petra im ersten Augenblick, als Oma bei ihr einzog, dachte: „Gott sei Dank ist sie hier", obwohl sie das sicher unter dem Aspekt des Helfens und des Bessermachens gemeint hat. Mit den kleinen Freuden, wie Obst oder Kuchen essen, mit Singen und Musik halten sich die beiden Frauen bei Laune. Und für den Rest sorgen Chihuahuahündin Lilly, die Landschildkröten Rosa und Pinky – Haustiere hält Petra in der Pflege für wichtig –, der Fernseher und ein kleiner Garten, der ebenso grün und rosarot ist wie der Rest dieser heilen, luftigen Welt hier, die

frei ist von der Stickigkeit manch anderer Wohnung oder vieler Pflegeheime.
Petra hat von einer bewundernswerten Windelwickeltechnik bis zum Trübsal Verblasen die Sache im Griff. „Ich habe immer wieder Lösungen für neue Aufgaben gefunden", sagt sie, und man zweifelt nicht daran.
Sie fangen den Tag langsam an, diese beiden Frauen, und lassen ihn auch spät zu Ende gehen. Manchmal weint „Gretel" nachts, weil sie möchte, dass Petra bei ihr schläft. Der Tod schläft nicht, das weiß Petra. Sie denkt auch an den Abschied, engagiert sich in der Hospizhilfe, möchte später einmal als Pflegeberaterin arbeiten. „Ich brauche dann eine Zeit, in der ich ganz allein von meiner Oma Abschied nehmen kann – und ich würde sie gehen lassen." So, als sollte das letzte Ja zum Tod oder anders ausgedrückt das zum Leben letzte Nein ihre freie Entscheidung sein.
Und dann, das steht für Petra fest, wird sie in ihrem Leben keinen anderen Menschen mehr pflegen, weder Vater noch Mutter – „daran würde ich kaputtgehen" –, und auch dass sie, hätte sie eigene Kinder, nicht von ihnen gepflegt werden wollte – „ich kann nur erahnen, wie schwer es für die Oma ist, bei allem um Hilfe bitten zu müssen, trotzdem sagen wir ja zu dieser Pflege, jeden Tag aufs Neue, bis eine von uns nein sagt!"

Aufgezeichnet von Uschi Stecher

Hilfe auf Türkisch

Mein jüngerer Sohn Alper ist 1980 geboren, kurz darauf sind wir in die Kirchheimer Straße 21 in Nürtingen eingezogen. Zu dieser Zeit wohnte eine türkische Familie im ersten Obergeschoss. Wir hatten die Wohnung im zweiten Obergeschoss angemietet.
Nach zirka zwei oder drei Jahren ist die türkische Familie ausgezogen und somit wurde die Wohnung im ersten Obergeschoss frei. Die folgende Mieterin war Frau Griesinger.
Der Eigentümer des Gebäudes war die Kreissparkasse. Wir wurden gefragt, ob es denn in Ordnung wäre, wenn eine ältere Frau ins Haus einzieht. Für uns war das kein Problem. Die Kinder waren begeistert, dass eine ältere Frau ins Haus kommt, die sie mit Oma ansprechen konnten. Doch Frau Griesinger war das nicht recht, sie meinte: „Ich war noch nie verheiratet also kann ich auch keine Oma sein!"
Wir einigten uns darauf dass die Kinder sie Frau Griesinger nannten.
Doch die Namen der Kinder waren für Frau Griesinger sehr schwer auszusprechen. Als Lösung gab sie uns allen deutsche Namen, unseren Sohn Koray nannte sie Roland, den Alper nannte sie Albert und unsere Tochter Dilara nannte sie Ilona. Mich rief sie mit Mama, wie sie meinen Mann nannte, kann ich ich mich nicht genau erinnern.
Von Anfang an war die gegenseitige Sympathie da. Wir haben uns sehr schnell zusammengelebt.
Der allgemeine Alltag verlief gemeinsam. Im Erdgeschoss hatten wir eine Wäscheleine vor dem Fenster. Hier konnte man Wäsche aufhängen. Bevor ich zur Arbeit ging hängte ich die gewaschene Wäsche auf, damit sie bis abends trokken war. Sobald die Wäsche trocken war, hängte Frau Griesinger diese ab und legte die trockene Wäsche sorgfältig zusammen. Schon das war eine große Hilfe.
Egal, was es bei uns zu essen gab, brachte ich ihr immer einen Teller herunter. Die türkische Küche schmeckte ihr

Hilfe auf Türkisch

sehr, das Einzige, was sie bemängelte, war, dass ich zu fettig kochte. Heute noch bin ich ihr dankbar dafür. Sie gab den Anstoß, fettreduziert zu kochen.
Den leeren Teller legte sie auf die Treppe, aber nie wirklich leer. Immer waren Kekse oder Ähnliches für die Kinder darin.
Sie nähte viel für die Kirche. Schürzen, Deckchen und Ähnliches. Diese Handarbeiten wurden dann beim Wohltätigkeitsbazar verkauft. Egal, was sie nähte, für mich nähte sie immer mit. Auch verteilte sie das Gemeindeblatt der Kirche.
Weihnachten bereitete sie den Kindern immer Geschenke vor und Umschläge, welche mit den Namen der Kinder beschriftet waren, und legte diese an Heiligabend auf die Treppe.
Anfang der neunziger Jahre kauften wir das Haus. Somit wurde Frau Griesinger unsere Mieterin und wir ihre Vermieter. Der damalige OB Herr Bachofer meinte, er würde es begrüßen, dass Frau Griesinger im Haus wohnen bleibt. Aber sie könne keine hohe Miete zahlen. Für uns war es selbstverständlich, dass Frau Griesinger im Haus bleibt. Bis sie ins Altersheim ging, veränderte sich auch an der Miete von 80 Mark nichts.
Mit der Zeit wurde Frau Griesinger älter und brauchte mehr Zuwendung. Wir hatten uns darauf geeinigt, dass Frau Griesinger an den Heizkörper klopft, wenn sie Hilfe braucht. Das Klopfen am Heizkörper war im ganzen Haus gut zu hören. Somit konnten wir sofort reagieren und zu ihr eilen. Unsere Beziehung hat sich mit den Jahren sehr vertieft, einem Mutter-Tochter-Verhältnis ähnlich. Wir vertrauten uns gegenseitig unsere Freude und unser Leid an. An dem letzten Weihnachtsfest, bevor sie ins Altersheim kam, hatten ihre beiden Nichten Frau Griesinger zum Weihnachtsessen eingeladen. Frau Griesinger hatte nicht viele Möbel, aber das, was sie hatte, war kostbar und antik. Am Heiligabend sollen sich die Nichten über ihre Möbel gestritten haben, wer denn was bekommen sollte. Als sie am nächsten Tag nach Hause kam, fragte ich, ob sie denn einen

schönen Heiligabend hatte. Da fing sie bitter zu weinen an und meinte: „Wie wenn ich schon gestorben wäre, haben sich die beiden um meine Möbel gestritten. Und das an Heiligabend. Ich würde mich freuen, wenn sie wenigstens meine Nähmaschine dir überlassen würden,", sagte sie. Die Nähmaschine war ihr Lieblingsstück. Da ich auch nähen kann, würde ihre Nähmaschine nicht in einer Ecke verstauben, sondern würde genutzt werden. Das war ihr wichtig. Leider wurde ihr Wunsch nicht umgesetzt. Immer, wenn wir für mehrere Wochen im Sommer in den Urlaub fuhren, trauerte sie uns nach. Zum Abschied meinte sie immer, hoffentlich geht die Zeit schnell rum und ihr seid bald wieder zu Hause. Umso größer war dann ihre Freude auf unsere Rückkehr.

Etwa ein Jahr, bevor sie verstarb, ging sie ins Altersheim. Die Tochter ihrer Schwester hatte sie immer wieder besucht und sich um ihre Finanzen gekümmert. Doch als die Nichte an Krebs erkrankte und mit der eigenen Gesundheit beschäftigt war, entschieden deren Töchter, dass Frau Griesinger ins Altersheim kam.

Sie kam in ein Altersheim in Tübingen. Wir haben sie dort öfters besucht. Sie freute sich sehr auf unsere Besuche. Aber jedes Mal wiederholte sie, dass sie im Heim unglücklich ist und sich nach Hause sehnt. Wie gerne wäre sie in ihren eigenen vier Wänden gewesen. Ich hätte ihr es gern ermöglicht, zu Hause gepflegt zu werden. Aber wir waren nicht verwandt und hatten auf die Situation überhaupt keinen Einfluss. Als sie ins Alterheim gebracht wurde war der Abschied sehr tränenreich. Wir versprachen ihr, sie zu besuchen, was wir auch taten. Zwar war der Abschied auch für uns nicht leicht. Aber ich hatte immer Angst, dass sie im Haus verstirbt. Ich hätte es nicht übers Herz gebracht, sie tot zu sehen. Ich tröstete mich damit, dass unsere Frau Griesinger im Heim gut gepflegt wird und eines Tages, wenn es so weit ist, in Obhut friedlich einschlafen kann.

Ihre Todesnachricht bekamen wir von ihren Nichten. Sie riefen an und teilten mit, dass Frau Griesinger verstorben sei. Leider kam diese Nachricht erst nach der Beerdigung,

Hilfe auf Türkisch

was wir sehr schade fanden. Gerne hätten wir sie auf ihrem letzten Weg begleitet.

Die Nichten teilten mir mit, dass sie die Wohnung ausräumen werden. An einem Nachmittag waren sie da und innerhalb zwei Stunden war die Wohnung leer. Ich blieb oben in meiner Wohnung. Ich wollte nicht sehen, wie die Möbel von Frau Griesinger weggebracht werden. Das war so der endgültige Abschied. Wir haben sie heute noch immer nicht vergessen. Besonders mir ist sie noch sehr nahe. Auch wenn es schon ein paar Jahre her ist, dass sie verstorben ist, erinnern wir uns oft an die Zeit mit ihr.

Meryem Colak

Berührungen mit der Welt

Der 15. Februar 2001 ist ein Donnerstag. Es hat nicht geregnet, es liegt auch kein Schnee und die Straßen sind nicht vereist. Gegen 20.30 Uhr beobachtet ein Autofahrer, der auf der Bundesstraße 465 aus Richtung Kirchheim unterwegs ist, einen Unfall. Auf der alten Landstraße zwischen Dettingen und Owen, die hier parallel zur Bundesstraße verläuft, kommt ein PKW aus Richtung Owen von der schmalen Straße ab und bleibt mit erleuchteten Scheinwerfern im Feld liegen. Der Fahrer zögert keinen Moment und verständigt über sein Handy die Notruf-Leitstelle der Polizei.
Zehn Minuten später sind Polizei, Notarzt und Feuerwehr am Unfallort. Die Einsatzkräfte finden einen Passat-Kombi, der auf dem Dach liegt, darunter eingeklemmt den Fahrer. Die Feuerwehrleute erklären sich den Unfallhergang später so: Der Mann ist möglicherweise aus dem Auto geklettert, wobei der Wagen umkippte und ihn unter sich begraben hat; wenn er nicht angegurtet gewesen und aus dem Fahrzeug geschleudert worden wäre, hätte er äußere Verletzungen aufweisen müssen. Aber letztlich bleiben Ursache und Verlauf des tragischen Geschehens ungeklärt.
Obwohl der Mann keine sichtbaren Blessuren aufweist, ist sein Zustand lebensbedrohlich und fordert die ganze Aufmerksamkeit der Rettungskräfte: Der Verunglückte ist nicht ansprechbar, Herz und Atmung arbeiten nicht mehr. Noch am Unfallort muss er reanimiert werden, was endlich auch gelingt. Der Rettungswagen bringt ihn umgehend in das Nürtinger Kreiskrankenhaus, wo man seine Notversorgung sicherstellt. Am nächsten Tag wird er aus dem Koma geholt und die Ärzte stellen erschrocken fest, dass es, als Folge fehlenden Sauerstoffs nach dem Unfall, zur Einlagerung von Wasser in seinem Gehirn gekommen ist.
Der Verunglückte ist 21 Jahre und 11 Monate alt. Er heißt Martin Polzer und wohnt in Beuren bei seinen Eltern. Mar-

tin hat zwei Brüder, den 27-jährigen Markus und den 20-jährigen Stefan. Seinen Beruf als Industrieelektroniker übt er gerne aus. Er ist Mitglied in einem Darts-Verein, für Verwandte und Freunde repariert er bereitwillig komplizierte technische Geräte. Als der Industriemechaniker Heinz Polzer und seine Ehefrau Waltraud um 22 Uhr von Polizeibeamten über den Unfall ihres Sohnes informiert werden, machen sie sich sofort auf den Weg nach Nürtingen in das Krankenhaus. Noch ahnen sie nicht, dass von diesem Tag an nichts mehr in ihrem Leben so sein wird, wie es bisher war.

Für die nächsten acht Monate besuchen sie Martin in verschiedenen Kliniken des Landes, wo er im Wachkoma liegt und beobachtet wird: gut zwei Monate im Kreiskrankenhaus Nürtingen, vierzehn Tage in der Universitätsklinik Tübingen und beinahe ein halbes Jahr in der Fachabteilung für Frührehabilitation der Klinik Christophsbad in Göppingen. In dieser Zeit hören sie zum ersten Mal von einer Krankheit, die für den Zustand ihres Sohnes verantwortlich gemacht wird: dem Apallischen Syndrom.
In der Neurologie wird darunter eine schwere Hirnschädigung verstanden, die zum Ausfall des gesamten Großhirns oder doch Teilen davon führt, während die Funktionen von Zwischenhirn, Hirnstamm und Rückenmark erhalten bleiben. Die Betroffenen sind zwar wach, haben aber keine oder nur begrenzte Möglichkeiten der Kommunikation mit ihrer Umwelt. Man kann davon ausgehen, dass in Deutschland um die 8000 Menschen unter dem Apallischen Syndrom leiden.
Im Oktober wird den Eltern in der Göppinger Klinik erklärt, dass man für Martin medizinisch nichts mehr tun könne. Es sei jetzt allein noch zu entscheiden, ob ihr Sohn in einem Pflegeheim unterzubringen ist oder ob sie ihn selbst zu Hause pflegen wollen. Die Eltern entscheiden sich für die häusliche Pflege. Jedenfalls wollen sie es versuchen, bevor sie Martin, wegen des schwer abschätzbaren Umfangs der Aufgabe, vielleicht doch in ein Pflegeheim geben müssen. Bevor sie ihren Entschluss fassen, stellen sie einige prakti-

sche Überlegungen an. Waltraud Polzer ist nicht berufstätig und vor einiger Zeit hatte sie Gelegenheit, durch die Pflege ihrer Mutter den Umgang mit Schwerkranken kennenzulernen. Zudem lässt sich im Erdgeschoss ihres Doppelhauses ein geräumiges Zimmer, direkt neben der Küche gelegen, für den Kranken herrichten, sodass eine Betreuung „ohne Stufen" möglich ist.

Als Martin am 9. Oktober 2001 mit einem Krankenwagen nach Beuren gebracht wird, hat der Sozialdienst der Göppinger Klinik schon für die notwendige Spezialausstattung (Krankenbett, Rollstuhl, Bewegungsgeräte) gesorgt. Und dennoch fühlen sich die Eltern zunächst sehr unsicher und allein gelassen. Heute sagen sie über ihre damaligen Erfahrungen: „Eine sinnvolle Zusammenarbeit von Krankenhaus, Krankenversicherung, Pflegekasse, Medizinischem Dienst der Krankenversicherung (MDK), Landratsamt und Rathaus, um uns durch praxisbezogene Informationen über die schweren ersten Wochen zu helfen, hat es nicht gegeben. Wirkliche Hilfe haben wir immer nur von Einzelnen erfahren, die sich oft weit über ihre dienstlichen Aufgaben hinaus für uns einsetzten; zum Beispiel riefen Mitarbeiter der Göppinger Klinik bei uns an, und der Pfleger, der Martin dort betreut hatte, besuchte ihn öfters in seiner Freizeit."
Schwierig gestaltete sich die Zusammenarbeit mit dem Medizinischen Dienst der Krankenversicherung (MDK), so erzählen die Polzers. Der MDK wird von der Pflegekasse zur Begutachtung der Kranken herangezogen, um über die festgestellte Pflegebedürftigkeit und den notwendigen zeitlichen Pflegeaufwand die Einstufung in eine der drei Pflegestufen vornehmen zu können. Bei der Berechnung des zeitlichen Pflegeaufwands gelten seit 1997 Richtlinien, nach denen für jede einzelne Verrichtung eine Vorgabezeit in Form eines „Zeitkorridors" festgelegt ist, der sich an der Zeit ausrichtet, die ein „geübter, gesunder Laie mittleren Alters" dafür benötigen würde. Individuelle Besonderheiten der Pflegenden finden im Rahmen dieses „Korridors" ihre Berücksichtigung.

Berührungen mit der Welt

Um bei schwerster Pflegebedürftigkeit in die Pflegestufe III eingestuft zu werden, muss die Summe aller vom MDK festgestellten Vorgabezeiten mindestens 300 Minuten pro Tag ausmachen, davon allein 240 Minuten für Körperpflege, Ernährung, Mobilität: die sogenannte Grundpflege. Martins Fall wird zunächst in Pflegestufe II (180 beziehungsweise 120 Minuten) eingestuft. Dagegen legen die Eltern Widerspruch ein.

Ein kleines Beispiel kann die „Praxisnähe" der Vorgabezeiten illustrieren: Im ersten Gutachten des MDK, das zu der beanstandeten Einstufung geführt hatte, wurde für das Lagern des Kranken eine Vorgabezeit von gerade einmal drei Minuten festgesetzt. Wenn sie zu zweit sind, brauchen Waltraud und Heinz Polzer für diese Arbeit, die immerhin verhindert, dass sich ihr Sohn wund liegt, selten weniger als zehn Minuten. Kein Wunder, wenn die Ansichten von MDK und pflegenden Angehörigen in Bezug auf die Einstufung der Kranken häufig auseinanderklaffen.

Nach einem neuerlichen Gutachten und einem weiteren Widerspruch landet die Angelegenheit schließlich vor der Schiedsstelle, die sich unter der Leitung eines Moderators aus drei Vertretern der Pflegekasse und drei unabhängigen Mitgliedern zusammensetzt. Es kommt zum Termin, und kaum sind die Polzers wieder zu Hause, da erreicht sie auch schon der Anruf eines Sachbearbeiters der Pflegekasse: Ihr Sohn erhält Pflegestufe III zugesprochen, der schriftliche Bescheid folgt in den nächsten Tagen. Der MDK nimmt das erst zwölf Monate später zur Kenntnis, verklausuliert in einem knappen Standardschreiben zur Fortsetzung der Pflegevereinbarung.

Die zeitraubenden und aus ihrer Sicht auch herabwürdigenden Auseinandersetzungen mit dem MDK und diversen Ämtern sind die Polzers endgültig leid geworden. In juristischen Dingen lassen sie sich jetzt von einem Rechtsanwalt vertreten. Ein Verfahren gegen das Landratsamt Esslingen um einen Anspruch auf Landesblindenhilfe, die ihrem Sohn nach ihrer Überzeugung und der ihres Anwalts zusteht, ist noch anhängig.

Wie sehen nun die finanziellen Hilfen der Pflegeversicherung konkret aus? Grundsätzlich gibt es zwei Unterstützungstarife: den einen für die Pflege durch Angehörige, den anderen für ambulante oder stationäre Pflegedienste. In der Pflegestufe III steht den pflegenden Angehörigen eine Unterstützung von 665 Euro im Monat zu (205 Euro in Stufe I, 410 Euro in Stufe II); gewerbliche Pflegedienste erhalten für den gleichen Zeitraum ihre Kosten bis zu einer Höhe von 1432 Euro direkt vergütet. Alles, was darüber hinausgeht, müssen die Angehörigen tragen.

Waltraud und Heinz Polzer haben sich für eine „Kombileistung" entschieden, das heißt sie lassen sich durch einen Pfleger helfen, der zu ihnen ins Haus kommt. Das hat natürlich Einfluss auf die Höhe ihres Pflegegeldes. Einmal angenommen, die Pflegeversicherung würde für Martins ambulante Pflege 716 Euro monatlich bezahlen, also 50 Prozent von 1432 Euro, dann würde das Pflegegeld der Polzers um diesen Prozentsatz sinken: Statt 665 Euro bekämen sie nur 332,50 Euro.

Der Eindruck, dass sich die Eltern zunächst viel zu viel mit ermüdenden „pflegefremden" Problemen beschäftigen mussten, ist durchaus zutreffend. Dabei forderte die Pflege ihres Sohnes doch von Anfang an ihre ganze Kraft. Martin leidet in der ersten Zeit unter Störungen des vegetativen Nervensystems: Er schwitzt so stark, dass man buchstäblich zusehen kann wie das Wasser aus seiner Haut herausperlt; und er reagiert mit spastischen Verkrampfungen der Hände auf Berührungen und Geräusche. In der Göppinger Klinik hatte man ihm dagegen zunächst Botox gegeben und dann andere entkrampfende Medikamente, die er in geringeren Dosen immer noch zugeführt bekommt und die jetzt dafür sorgen, dass die Krämpfe sich kaum mehr einstellen.

Für die Aufrechterhaltung seiner Lebensfunktionen ist eine Ernährungssonde gelegt worden, über die ihm auch die Medikamente zugeführt werden. Um der Gefahr von Fehlatmungen mit gefährlichen Auswirkungen beim Schlucken der flüssigen Nahrung vorzubeugen, wurde eine Kanüle in die

Luftröhre eingeführt, über die bei Atmungsproblemen auch das Bronchialsekret abgesaugt werden kann. Der Urin wird über eine Sonde in einen Beutel ausgeleitet und der Stuhlgang mit Hilfe von Windeln entsorgt.
Damit die täglich notwendigen Verrichtungen erledigt werden können, aber auch um eine Verbesserung seines Zustands zu erreichen, sind neben den Eltern noch andere Menschen um Martin bemüht: Ein Pfleger kommt täglich ins Haus und jeweils zweimal in der Woche eine Physiotherapeutin, die seine Muskeln bewegt, eine Logopädin, die sich vor allem mit der Fehlatmung und den Schluckbeschwerden beschäftigt, sowie an drei Tagen ein Ergotherapeut, der an seiner Feinmotorik arbeitet. Alle Verrichtungen und Messergebnisse werden jeden Tag von Waltraud Polzer peinlich genau in ein Krankenblatt eingetragen. Nur so ist es möglich, scheinbar unmerkliche Veränderungen zu erkennen und bei auftretenden Problemen rechtzeitig einzugreifen.

Ein Pflegetag wie jeder andere beginnt im Hause Polzer morgens um 1.30 Uhr und er endet abends nach 21.30 Uhr. Seit Heinz Polzer im Ruhestand ist, haben die Eheleute die Pflege ganz pragmatisch in eine Frühschicht und eine Spätschicht aufgeteilt. Wer Frühschicht hat, kann eher ins Bett gehen; wer Spätschicht hat, kann anschließend bis zum Morgen durchschlafen. Gegenüber vorher, als ihr Mann noch zur Arbeit ging, bedeutet das für Waltraud Polzer eine große Erleichterung, trotzdem ist sie es, die nach wie vor die Hauptlast der Pflege trägt.
Um 1.30 Uhr steht also einer der beiden auf, um Martin frisch zu lagern. Dabei wird abgewechselt zwischen der rechten und der linken Seite und auch die Beine und der Oberkörper werden einmal hoch und dann wieder flach ausgerichtet. Um 6.30 Uhr sind dann beide beschäftigt. Martin erhält die erste Essensportion über die Ernährungssonde: Astronauten-Nahrung und Wasser. Anschließend bekommt er über die gleiche Sonde seine Medikamente, in Mineralwasser aufgelöst. Außerdem werden Temperatur und Blutdruck gemessen und er wird wieder frisch gelagert.

Nähe und Distanz

Anders als bei gesunden Menschen sind bei Martin schon kleine Veränderungen der Körpertemperatur bedeutsam. Fühlt sich seine Haut feucht an und ergeben die Messungen einen Wert von vielleicht nur 37,5 Grad, sinkt seine Belastbarkeit und verschiedene Übungen müssen ausfallen.
Um 8 Uhr beginnt der „normale" Tagesablauf. Zweimal in der Woche kommt die Physiotherapeutin und bewegt Martins Muskeln. Wie wichtig das ist, hatte sich in der ersten Zeit gezeigt. Da war seine Wadenmuskulatur beinahe ganz verschwunden. Durch Massagen und den Einsatz eines „Stehgerätes", das es ermöglicht, Martin aufrecht zu fixieren, konnte die Therapeutin eine deutliche Verbesserung erreichen. Eineinhalb Stunden später, um 9.30 Uhr, klingelt jeden Tag der Pfleger, der Martin von Kopf bis Fuß wäscht, nach dem Stuhlgang sieht und ihn alle zwei Tage rasiert. Das tägliche Zähneputzen ist Sache von Waltraud Polzer, während Heinz Polzer seinem Sohn bei Bedarf die Haare schneidet.
Zweimal in der Woche kommt nach dem Pfleger die Logopädin, um durch verschiedene Übungen seine motorischen und geistigen Funktionen zu verbessern. Dabei versucht sie möglichst alle seine Sinne anzusprechen, zum Beispiel auch mit Hilfe von „Geschmacksstäbchen", die ihren Patienten mit unterschiedlichen Aromen stimulieren sollen.
Danach kann sich Martin erholen, meistens schläft er ein wenig. Wenn er erwacht, wird er für einige Zeit in seinen Rollstuhl gehoben. So kann er mit Übungen an einem Bewegungsgerät beschäftigt werden, mit dessen Hilfe sich seine Muskeln passiv trainieren lassen. Konnte er solche Übungen in der ersten Zeit vielleicht zehn Minuten durchhalten, ist es ihm jetzt möglich, Arme und Beine hintereinander jeweils bis zu einer halben Stunde zu bewegen.
Um 12 Uhr bekommt er wieder seine Medikamente und um 13 Uhr zum zweiten Mal etwas zum Essen. Zwei Stunden dauert es, bis er die flüssige Nahrung über die Sonde aufgenommen hat. Geschieht das zu schnell, kann es passieren, dass er die Nahrung erbricht. Später wird er ein weiteres Mal frisch gelagert, bei Bedarf der Urinbeutel geleert und

die Urinmenge (auf dem Beutel ist eine Mess-Skala aufgedruckt) schriftlich festgehalten. Ein Abgleich mit der aufgenommen Flüssigkeitsmenge gibt den Polzers die Sicherheit, dass mit dem Stoffwechsel ihres Sohnes alles in Ordnung ist. Gegen 16 Uhr wird ihm ein spezieller Tee zu trinken gegeben. Der ist deshalb wichtig, weil sich nach den Erfahrungen der Eltern damit die Häufigkeit von Harnwegsinfektionen (bedingt durch die Sonde zur Urinausleitung) verringern lässt. Um 18 Uhr erhält er wieder seine Medikamente und nach einer kleinen Pause, gegen 18.30 Uhr, wird er erneut frisch gelagert. Dreimal in der Woche kommt dann um 19 Uhr der Ergotherapeut ins Haus. Er kümmert sich um die Verbesserung der Feinmotorik von Martin.
Um 21.30 Uhr werden ihm zum Abschluss des Tages noch einmal Medikamente verabreicht, und natürlich wird auch wieder frisch gelagert. Nur vier Stunden später, um 1.30 Uhr, beginnt ein neuer „Pflegetag wie jeder andere", egal ob das ein Sonntag oder ein Feiertag ist.

Ohne Hoffnung kann man nicht leben, diesen Satz würden Waltraud und Heinz Polzer gewiss unterschreiben. Mit ihrem geduldig zupackenden Realismus haben sie es erreicht, dass sich der Zustand ihres Sohnes in kleinsten Schritten stabilisiert und verbessert hat. In einem Pflegeheim mit zwangsläufig „durchrationalisierter" Betreuung hätte es eine vergleichbare Entwicklung nicht gegeben, davon sind die beiden überzeugt. Nur im vertrauten Rahmen des Hauses und umgeben von Menschen, an die sich Martin emotional erinnern kann, werden die kleinen Veränderungen in seinem Verhalten bemerkt, die Aufschluss darüber geben, was ihn anspricht.
Es ist ja nicht so, erzählt Heinz Polzer, dass Martin zu keiner Wahrnehmung, zu keiner Reaktion fähig ist. Im Gegenteil, er zeigt geradezu extreme Gefühlsschwankungen, wenn man sich mit ihm beschäftigt. Heftiges Weinen kann plötzlich umschlagen in ein stilles Lächeln, in ein unbekümmertes Auflachen und kindliche Freude, wobei seine Augen geöffnet sind und Bewegungen in der Umgebung verfolgen.

Ebenso emotional, ja geradezu hektisch reagiert er auf unbekannte Geräusche. „Das ganze Spektrum seiner Wahrnehmungen und Reaktionen drückt er über sein Gesicht aus, man muss nur aufmerksam hinsehen und die Signale lesen können."

Genauso wichtig ist es, seinen Tagesablauf zu strukturieren und abwechslungsreich zu gestalten. So ist es für ihn immer ein besonderes Ereignis, wenn sein älterer Bruder Markus, der nebenan in der anderen Hälfte des Doppelhauses wohnt, von der Arbeit nach Hause kommt und an der Haustür läutet. Man könnte glauben, Martin wüsste genau, dass Markus immer zuerst sein Zimmer betrit, um mit ihm ein bisschen zu flachsen. Stefan, der jüngere Bruder, wohnt noch im elterlichen Haus, auch er hat wie Markus ein unbefangenes Verhältnis zu seinem kranken Bruder. Beide stehen bereit, wenn die Eltern einmal einen unaufschiebbaren Abendtermin wahrnehmen müssen. Für diesen Fall können die beiden auch die Hilfe einer guten Bekannten, die Altenpflegerin ist, in Anspruch nehmen. Von den vielen Freunden, die Martin in der ersten Zeit häufig besuchten, sind noch zwei, drei übriggeblieben, die gelegentlich vorbeikommen.

Körperliche Berührungen stellen die Basis seiner Wahrnehmungsfähigkeit dar. Gerührt erzählt Heinz Polzer, dass er gerne eine Hand Martins ergreift und ein wenig daran zieht. Es kommt vor, dass dieser den Druck erwidert und ihm damit gewissermaßen antworten will. In solchen Momenten fühlt sich Heinz Polzer im Gespräch mit seinem Sohn. Auch Waltraud Polzer streicht oft mit den Fingern über Martins Lippen und sie spürt dabei deutlich, dass ihm diese Berührungen großes Behagen bereiten.

Warum es gerade elementare Kontakte sind, die den Zugang zu Patienten mit Apallischem Syndrom ermöglichen, kann die „Basale Stimulation" erklären. „Das Konzept wurde für den Bereich der Sonderpädagogik entwickelt und dann in den Bereich der Pflege übertragen. Dabei werden Wahrnehmungswege beschritten, die an vorgeburtliche Erfahrungen anschließen. Unter anderem wird das Spüren des eigenen

Berührungen mit der Welt

Körpers über die ‚Kontaktstelle' Haut, die Empfindung der eigenen Lage im Raum sowie das Kennenlernen des eigenen Inneren durch vielfältige Anregungen genutzt. Jede Eigentätigkeit, die dabei möglich ist, wird ebenso unterstützt, wie jeder Ansatz, der wie eine Reaktion, eine Antwort des Patienten wirkt und ein gegenseitiges Miteinander entstehen lässt. So können Spiel-, Neugier- und Erkundungsaktivitäten bei zuvor scheinbar gänzlich inaktiven Patienten beobachtet werden." (wikipedia.de)

Die Ansicht, dass Patienten mit einem Apallischen Syndrom nichts mehr von ihrer Umgebung wahrnehmen, gerät zunehmend ins Wanken. Dazu berichtete „Spiegel Online" im Jahr 2006 Folgendes: „Ein Team um den Neurowissenschaftler Adrian Owen vom britischen Medical Research Council in Cambridge hat bei einer jungen Frau, die nach einem schweren Verkehrsunfall im Wachkoma liegt, mit Hilfe der funktionellen Magnetresonanz-Tomografie (fMRI) festgestellt, dass ihr Gehirn auf Sprache ebenso reagiert wie die Denkorgane gesunder Vergleichspersonen. Anhand von Veränderungen in der Blutzufuhr machten die Forscher Prozesse in ihrem Gehirn sichtbar, die keinen anderen Schluss zulassen."

Der bekannte Neurochirurg Andreas Zieger, Leiter der Abteilung Frührehabilitation am Krankenhaus Oldenburg, sieht sich durch die Forschungsergebnisse darin bestätigt, dass selbst ein schwer geschädigtes Gehirn wieder aktivierbar sein kann, wenn man den Patienten ernst nimmt und entsprechend fördert.

Und Walter Ullmer, der stellvertretende Bundesvorsitzende der Vereins „Schädel-Hirn-Patienten in Not" folgert aus diesen Erkenntnissen, dass man andere Umgangsformen mit Wachkoma-Patienten finden müsse: „Es macht einen Unterschied, wie man am Krankenbett über einen Patienten redet, denn es ist durchaus vorstellbar, dass er wahrnimmt, was man in seiner Gegenwart über seine Genesungschancen sagt."

Für Heinz und Waltraud Polzer, für Markus und Stefan bestätigen diese Zitate nur, was sie instinktiv schon immer gefühlt haben: Ihr Sohn und Bruder ist keine seelenlose

Hülle, sondern ein Mensch, in dessen Kopf sich seine Umwelt sehr wohl abbilden kann.

Dieser Bericht entstand nach zwei langen Gesprächen mit den Betroffenen. Seine Absicht ist, den schwierigen Alltag einer Familie, die sich in einer außergewöhnlichen Pflegesituation befindet, für den Leser nachvollziehbar zu machen.

Peter Rhein

Sonnige Zeiten im Pflegeheim

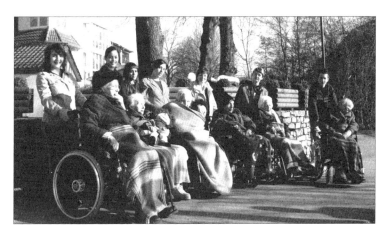

Neun Schüler/innen der Neckarrealschule Nürtingen beteiligten sich am landesweiten Projekt „Jugend engagiert sich" (JES) mit je 40 Einsatzstunden pro Schüler/in. Sie wurden von drei Mentorinnen betreut und unterstützt. Unter dem Motto „Sonnige Zeiten im Pflegeheim" besuchten die Schüler/innen die Senioren im Augustinus-Pflegeheim im Stadtzentrum von Nürtingen, das mit 29 Pflegeplätzen sehr überschaubar ist. Beim Training mit dem Rollstuhl wurde schnell klar, dass es gar nicht einfach ist, diesen zu beherrschen. Bei schönem Wetter wurden Spaziergänge am Neckar unternommen. Zum Abschluss des Nachmittags mit Spielen, Rätseln und Unterhaltung wurde immer noch gesungen, und die Senioren sangen kräftig mit.

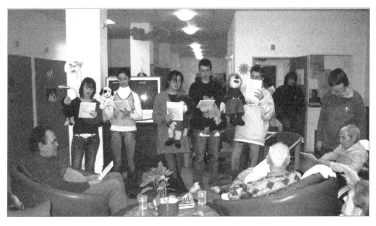

Gepflegte Nachbarschaft

Der Verein PateNT e.V. – Betreutes Wohnen zu Hause hat das Ziel, mit bürgerschaftlich engagierten Menschen den älteren Bürgern in Nürtingen beim Wohnen im vertrauten Zuhause zu helfen. Was in früheren Jahren die Familie oder eine gut funktionierende Nachbarschaft übernommen hat, das möchten wir ersetzen oder durch Initiativen mit Familie oder Nachbarn erhalten. Wir helfen konkret zum Beispiel beim Einkauf, bei Unternehmungen in die Stadt, zum Arzt oder bei Kleinigkeiten im Haus oder im Garten und wir versuchen vorhandene Strukturen wie Familie und Nachbarschaft zu unterstützen. Seit einem Jahr gibt es nun diesen Verein und die Gruppe der Mutigen wird immer größer, die sagen: „Ich lasse mich unterstützen, dann geht es leichter für mich."
Susanne Liebhart, Mitarbeiterin bei PateNT, besuchte Frau Kern, 86 Jahre (Name geändert), um zu sehen und zu hören, ob sie mit der Betreuung durch PateNT zufrieden sei. Sie war die zweite Bürgerin von Nürtingen, die bei PateNT einen Betreuungsvertrag abgeschlossen hat mit der Begründung: *„Wissen Sie, meine Kinder sind so beschäftigt oder auch weit weg, und ich möchte so gerne, dass ich jemanden habe zum Reden oder Zeitung vorlesen. Nachbarn habe ich nämlich ganz tolle, die versorgen mich mit allem, was ich brauche."*

Ich freue mich, dass Sie kommen. Es ist so schön, wenn jemand nach einem schaut. Wissen Sie, ich bin den ganzen Tag alleine. Sie sehen es ja, mein kleines Häusle ist für mich eigentlich schon viel zu groß. Aber zusammen mit meinem Mann habe ich es gebaut. Wir haben gespart und ich bin arbeiten gegangen. Eigentlich waren es zwei kleine Wohnungen und anfangs hatten wir die obere Wohnung an einen Studienrat vermietet. Als dann aber drei Kinder kamen, wurde es eng. Die damalige Kündigung des Lehrers kam dann recht, und wir haben aus zwei kleinen Wohnungen ein schönes Haus für uns als Familie gemacht. An jeder Ecke hängen

Gepflegte Nachbarschaft

Erinnerungen, und hier bin ich zusammen mit meiner Nachbarschaft alt geworden.
Wissen Sie, ich war immer ein aktiver Mensch und ich bin viel unter Menschen gewesen. Ich hatte viele Geschwister, meine Eltern einen Laden, ich musste helfen und war auch in Stellung. Die eigene Familie war nicht klein und weil ich arbeiten ging im Konsum waren auch hier täglich viele Menschen um mich herum. Das war schön! Und jetzt bin ich alleine, die Kinder sind schon lange ausgezogen, zum Teil recht weit weg, die Enkelkinder haben viel zu tun mit Beruf oder Studium und die Urenkelkinder haben auch anderes im Kopf als die alte Uroma zu besuchen. Weil ich schlecht sehe, kann ich auch nicht so einfach aus dem Haus. Mit meinem Rolli bin ich eigentlich gerne einkaufen gegangen, aber ich sehe die Autos auf der Straße nicht mehr kommen und dann muss ich warten, bis mich jemand über die Straße bringt, das ist auch komisch. Dann sehe ich die Leute auch nicht mehr und weiß nicht, wer an mir vorbeiläuft. Viele Menschen sind neu hergezogen, sie haben die Häuser gekauft, nachdem meine alten Nachbarn verstorben sind. Wenn ich jetzt auf die Straße gehe, ist es nicht mehr so wie früher. Früher konnten wir keinen Sonntagsspaziergang machen, ohne dass ich die meisten gekannt habe. Mein Mann meinte oft: „Wir kommen ja gar nicht vom Fleck, wenn du alle kennst und mit ihnen sprichst." Aber das musste ich doch, wenn die mich alle kannten vom Konsum her, dann konnte ich doch nicht unhöflich sein, oder? Jetzt habe ich fast niemanden mehr, der mich kennt oder der zu mir kommt. Und so Kontakte waren mir schon immer wichtig.

Wie sieht es denn mit der engeren Nachbarschaft aus?
Ja, da gibt es eine ganz liebe Familie. Die hat ihren Garten genau an meinen grenzen. Das ist eine junge Frau mit zwei Kindern. Der Mann hilft mir den Garten schön zu halten, er mäht mir den Rasen und im Herbst schneidet er die Blumen und Büsche. Er holt mir den Sprudel, weil ich das ja auch nicht mehr alleine schaffe. Die junge Frau ist so lieb, sie kommt einmal in der Woche und putzt mir das ganze Haus. Das macht sie prima, Sie sehen ja, wie schön es bei mir ist. Sie gießt mir auch die Blumen.
Oh Blumen, was hatte ich früher für Blumen, aber jetzt sehe ich nicht mehr so gut, und wenn ich gieße, dann kann es sein, dass ich

danebengieße oder ich gieße zu viel. Aber Blumen waren mir immer so wichtig. Jetzt muss ich die Sorge um die Blumen auch an Frau H. abgeben. Schade. Und eigentlich kann ich die junge Frau doch nicht noch mehr belasten. Sie hat einen Beruf und die Kinder brauchen auch ihre Mutter.
Ja, wir haben eine sehr gute Nachbarschaft. Was würde ich ohne meine Frau H. machen. Sie bekommt von mir dafür die Nürtinger Zeitung am Morgen, denn die jungen Leute stehen viel früher auf als ich. Ob die Zeitung jetzt bei mir im Briefkasten wartet oder ob die Familie sie liest ... Wenn alle mit Frühstück fertig sind, dann bringt mir die junge Frau die Zeitung wieder, und dann komme ich gerade vom Waschen nach unten. Das reicht doch. Ja, mit der Zeitung haben wir noch ein Arrangement: jeden Donnerstag kauft mir Frau H. eine Illustrierte. Die liest sie dann zunächst selbst, bringt sie dann mir, und wenn ich fertig bin, dann bekommt sie die Mama von Frau H. Bezahlen tu ich, denn ich bin ja so froh, wenn sie mir einkauft.
Frau H. kauft mir nicht bloß die Zeitung ein. Sie kauft mir auch sonst alles, was ich brauche.
Das ist nett.
Manchmal kommt ja auch mein Sohn, also einmal in der Woche, aber er ist halt auch Lehrer und wohnt weit weg. Er kauft mit mir ein, dann komme ich mal raus. Aber er hat halt auch nicht so viel Zeit.

Das ist aber nett, wenn sie so eine gute Nachbarschaft haben.
Ja, wissen Sie, nicht bloß Putzen ist wichtig. Die Nachbarin schaut immer, ob ich genug Sprudel habe, dann holt sie mir immer welchen aus dem Keller, dass ich die steile Treppe nicht laufen muss.

Wer wäscht Ihnen eigentlich Ihre Wäsche?
Das mache ich noch ganz selber. Die Nachbarin hat mir Zeichen an die Waschmaschine gemacht, weil ich doch nicht mehr so gut sehe. Und dann kann ich meine Sachen selbst waschen. Oder die Nachbarin macht es mir, wenn sie sowieso da ist. Sehen Sie, weil ich nicht mehr so gut sehen kann, muss ich meine Wäsche im Keller trocknen, denn nach draußen tragen und dort aufhängen, das schaffe ich nicht.

Gepflegte Nachbarschaft

Obwohl ich doch so einen schönen Trockenplatz habe. Haben Sie überhaupt meinen schönen Garten gesehen? Den richtet auch die Nachbarsfamilie.

Na, die sind aber fleißig.
Ja, das ist schön. Dafür dürfen sie auch in meinem Garten alles ernten, was ich habe. Als es jetzt Erdbeeren gab, da hat die Nachbarin alles geerntet und sich dann Marmelade gekocht und ich habe auch ein Gläsle oder ein paar abbekommen. Das ist doch schön. Ich kann nämlich nicht mehr im Garten arbeiten, weil ich den Weg nicht mehr sehe, und dann falle ich hin.

Sorgen sonst noch irgendwelche Nachbarn für Sie?
Eigentlich nicht. Aber im letzten Jahr hat es bei uns in der Straße ein Straßenfest gegeben, wie es die jungen Leute heute so machen. Und dann haben sie mich einfach dazugeholt. Weil ich die Älteste in unserer Straße bin, habe ich einen schönen Platz bekommen. Ich habe mein Geschirr selbst mitgebracht, aber einen Kuchen oder Salat konnte ich nicht beisteuern, dann habe ich halt ein bisschen Geld gegeben. Als ich dann abends müde wurde, hat mich ein Mann nach Hause gebracht, bis ins Wohnzimmer. Ich habe ihn nicht gekannt, aber er war sehr nett. So Leute wohnen jetzt bei uns in der Straße, das ist doch schön, oder?

Wie sieht eigentlich so ein normaler Tag bei Ihnen aus?
Ja das ist eigentlich ganz langweilig. Morgens stehe ich nicht so bald auf, weil ich ja auch nichts versäume. So gegen 9 Uhr gehe ich, wenn ich im Bad fertig bin, nach unten und richte mir mein Frühstück: Kaba mit Hefezopf. Dann lese ich die Zeitung. Wenn man das noch lesen nennen kann. Ich kann nur noch die Überschriften lesen und sonst nichts mehr. Ich war doch früher immer so interessiert an allem, was in Nürtingen passiert.

Da wurde doch neulich von der Volkshochschule aufgerufen, über die alten Badefrauen vom Katzenbad zu erzählen.
Ja? Das habe ich nicht gelesen. Da könnte ich eine Menge dazu erzählen...
Aber sehen Sie, genau das ist der Grund, warum ich bei Ihnen

111

angerufen habe und frage, ob von den Mitarbeitern von PateNT nicht jemand zu mir kommen kann, regelmäßig, und mit mir sich unterhält über die Zeitung, über das was passiert im Ort oder auch über die Politik.
Ich bin den ganzen Tag so alleine, fernsehen kann ich auch nicht mehr, weil ich die Bilder nicht mehr sehe, aber ich lasse ihn halt laufen und höre dem Fernsehdoktor zu oder passe auf die Nachrichten auf.

Ja sind Sie denn zufrieden mit dem, was wir für Sie tun können?
Ja. Die Frau ist eine ganz nette. Neulich waren wir sogar auf dem Friedhof, das war schön.
Und einkaufen waren wir auch schon mit dem Rolli in dem neu eröffneten Markt.
Das ist schon toll, wenn man sich unterhalten kann und sich freut auf einen Besuch.

Ist denn das Ihre ganze Abwechslung?
Ich gehe dienstags immer zum Mittagstisch für Senioren oder zum Kaffeenachmittag, und zu euch gehe ich, und dann kommt die Frau zum Reden und meine Frau H., die für mich sorgt, sie putzt und kauft ein, und einmal kommt mein Sohn.

So ist doch immer was los bei Ihnen.
Ja, eigentlich schon, aber immer nur für ein paar Stunden. Wissen Sie, wenn jetzt noch jemand bei mir einziehen würde... Da oben habe ich zwei Zimmer, die ich nicht brauche. Die Frau müsste aber halt mit mir Bad und Küche teilen und einfach bei mir sein und sich mit mir unterhalten.
Gibt es denn nirgends eine ältere Frau, die auch alleine ist und gerne mit mir zusammen sein will?

Wir werden suchen und vielleicht ergibt sich eine Gelegenheit. Bis dahin kann unsere Mitarbeiterin ja öfter kommen und mit Ihnen spazieren gehen, diskutieren oder im Garten sitzen und Zeitung vorlesen.
So machen wir's.